U0307716

# 金哲妇科临证思辨

主　审：金　哲

主　编：黄海涛

副主编：贡　欣　庄雨龙

编　委：曹　颖　卜晓玲　许　琳

中国中医药出版社

·北　京·

**图书在版编目（CIP）数据**

金哲妇科临证思辨／黄海涛主编．—北京：中国中医药出版社，2020.3

ISBN 978－7－5132－5789－3

Ⅰ.①金…　Ⅱ.①黄…　Ⅲ.①中医妇科学－医案－汇编　Ⅳ.①R271.1

中国版本图书馆 CIP 数据核字（2019）第 235961 号

**中国中医药出版社出版**

北京经济技术开发区科创十三街 31 号院二区 8 号楼

邮政编码　100176

传真　010－64405750

山东临沂新华印刷物流集团有限责任公司印刷

各地新华书店经销

开本 880×1230　1/32　印张 5.25　彩插 0.25　字数 119 千字

2020 年 3 月第 1 版　2020 年 3 月第 1 次印刷

书号　ISBN 978－7－5132－5789－3

定价　59.00 元

网址　www.cptcm.com

**社长热线　010－64405720**

**购书热线　010－89535836**

**维权打假　010－64405753**

**微信服务号　zgzyycbs**

**微商城网址　https://kdt.im/LIdUGr**

**官方微博　http://e.weibo.com/cptcm**

**天猫旗舰店网址　https://zgzyycbs.tmall.com**

如有印装质量问题请与本社出版部联系（010－64405510）

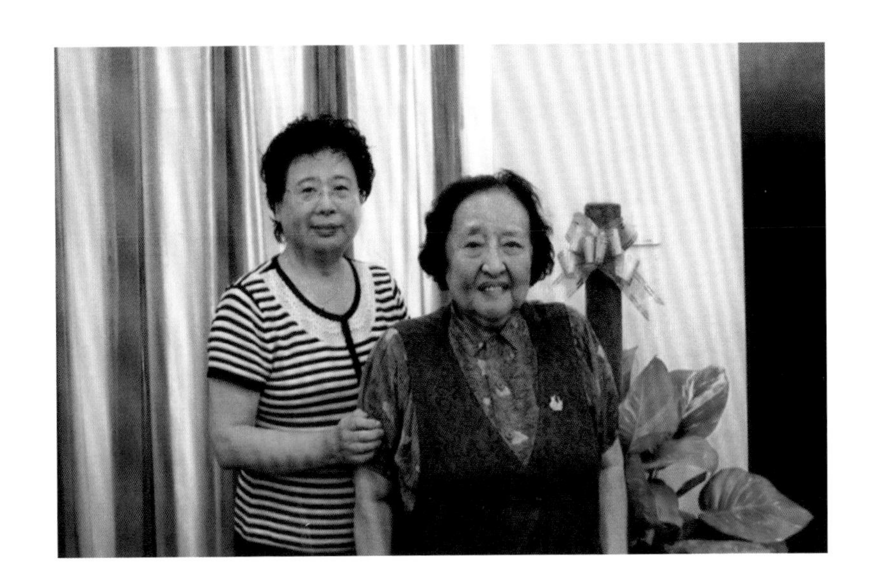

金哲教授与国医大师柴嵩岩

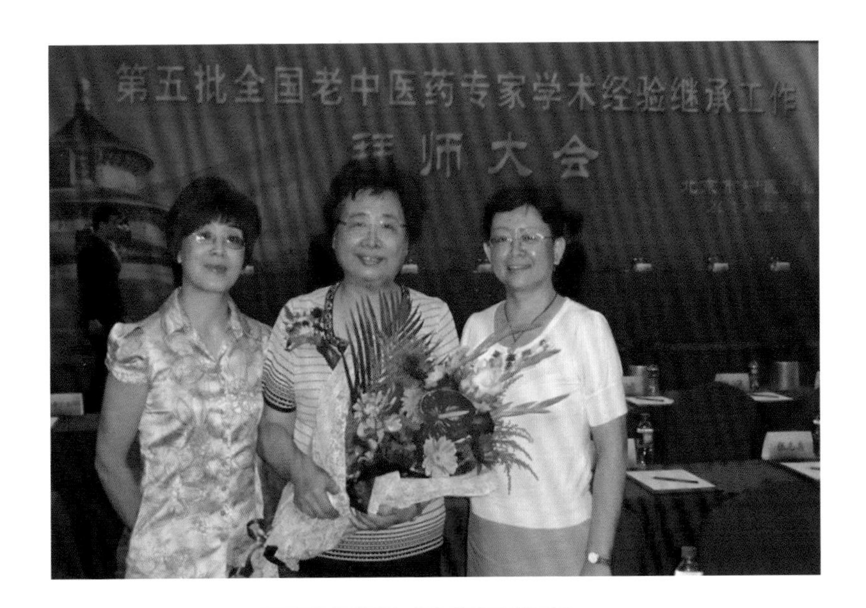


金哲教授与弟子

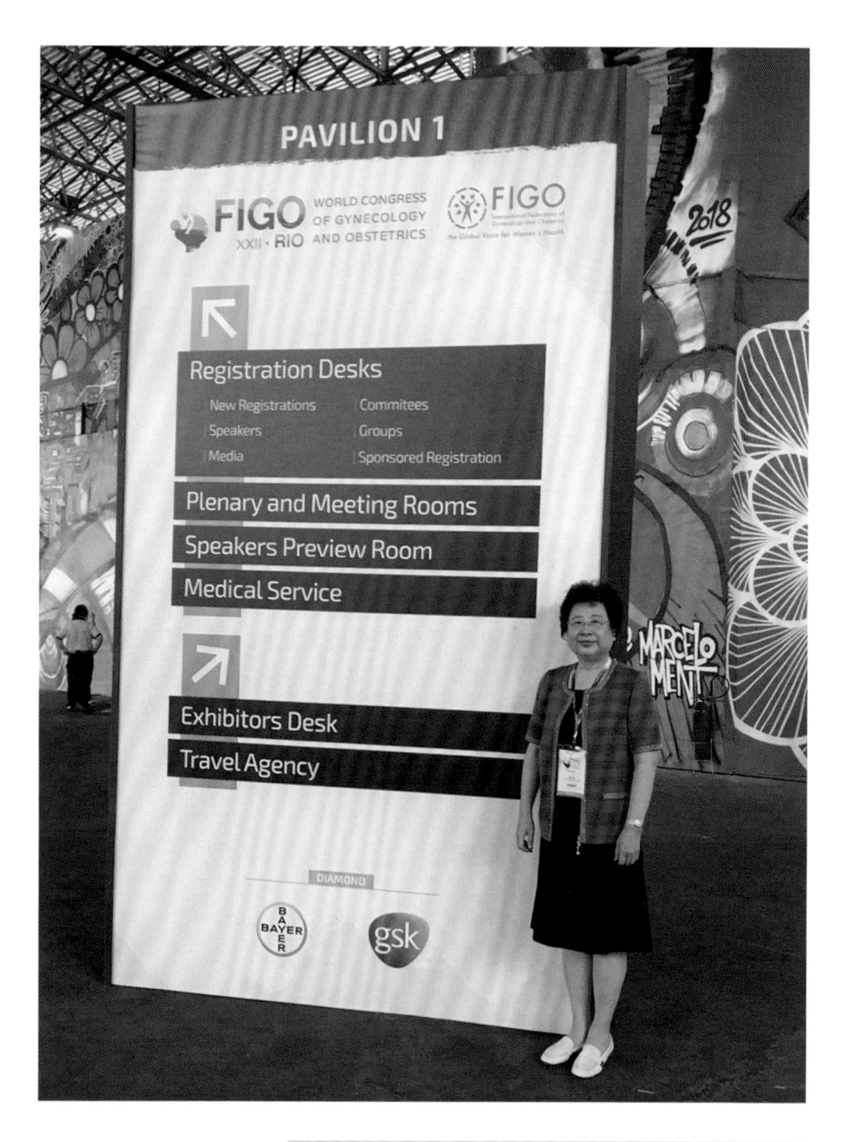


金哲教授参加国际妇产科联盟会议

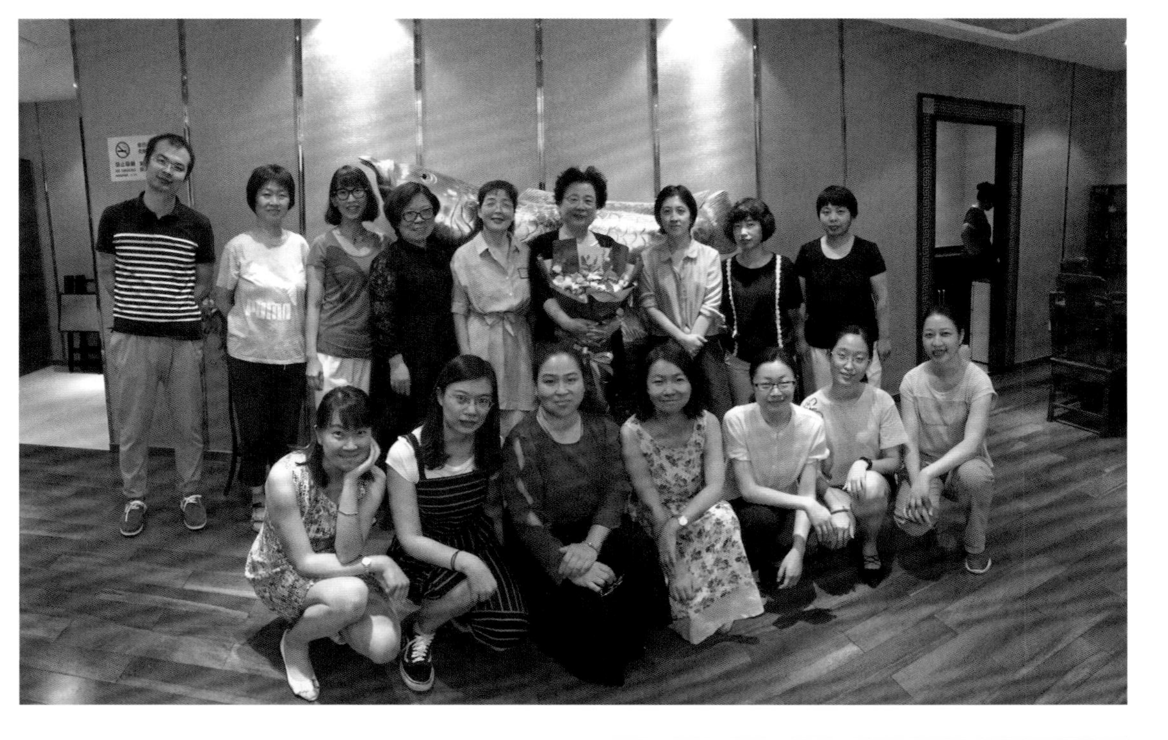

金哲教授与其团队

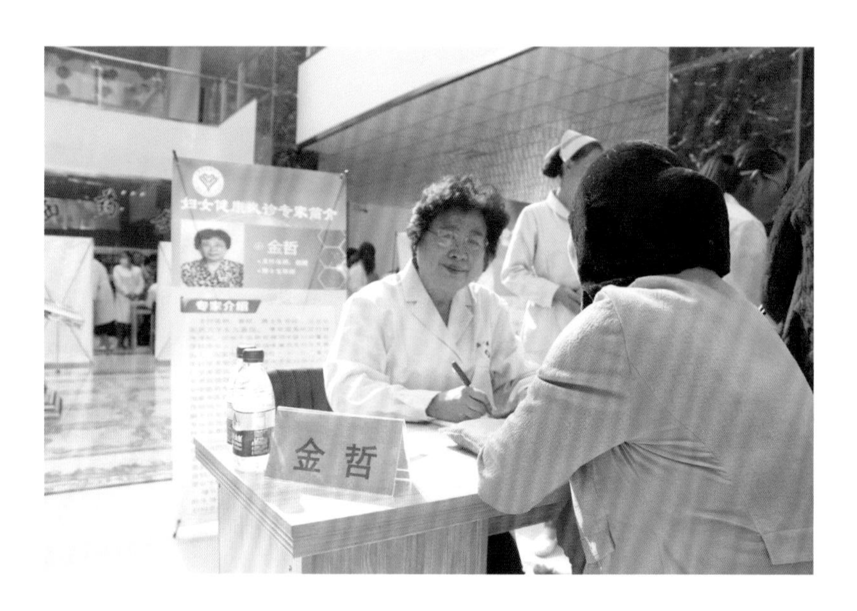


金哲教授义诊

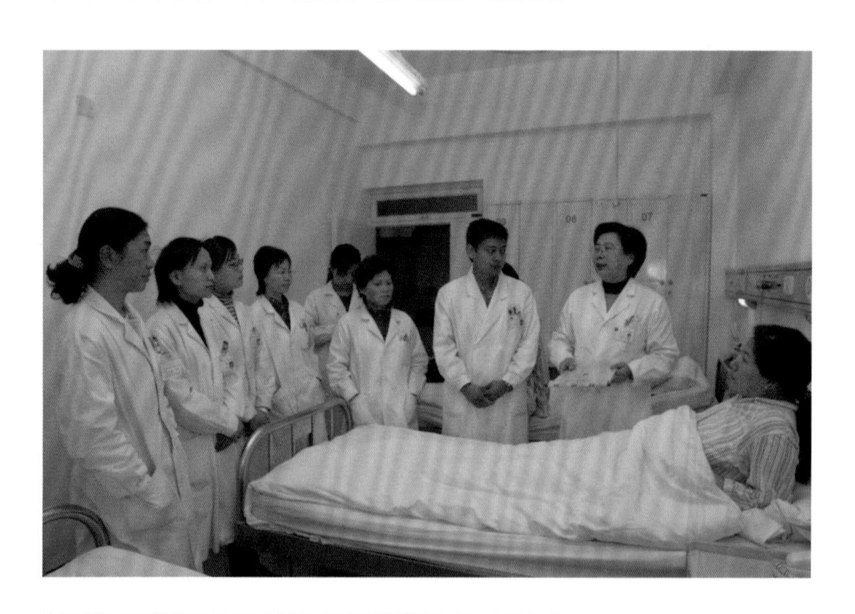


金哲教授查房

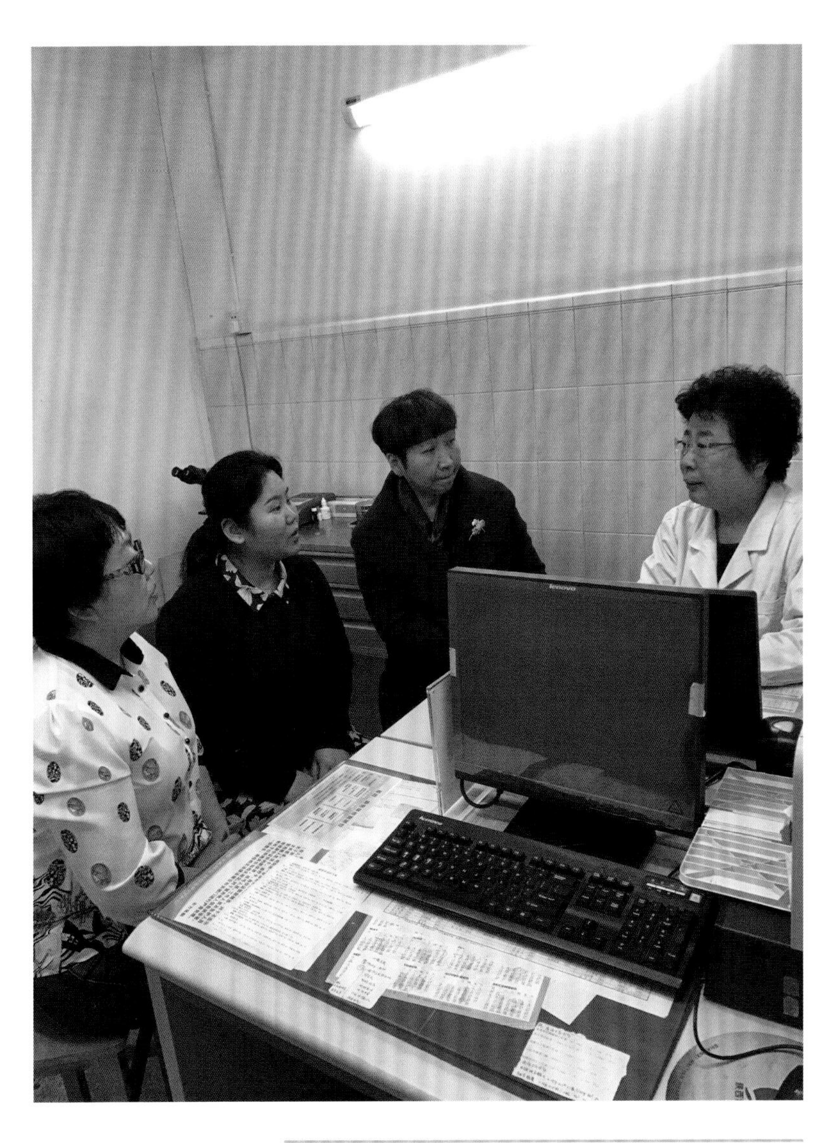

金哲教授出诊

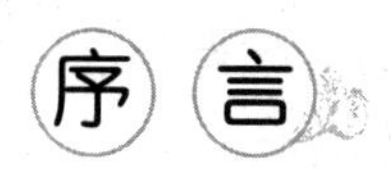

# 序言

对于从医来说，虽然并不轻松，但只要心存善念，博采医书，勤奋好学，临证总结，总是能有自己的收获，也能够医病救人。而成为妇产科医生，则需要付出更多，且还需要一定的理解与天赋。把握辨证论治与辨病论治、君臣佐使与治病求本只是开始，但凡有些许疏忽，妇人所特有的经带胎产，皆有受到创伤的风险。所以我辈临证用药，必要谨遵先贤教诲，又须研习医学进展，断不能够以偏概全，一叶障目。故对于妇产科名医的要求，需同时兼具金玉之心与贤哲之能，方能有所成就。

金哲教授自幼家风沁润，究心岐黄，四十年来，悬壶济世，杏林广茂。无论患者是因无子、带下、胎产之病求医，甚至癌肿、罕病求治，在金哲教授的仁心仁术下，都得到了良好的诊疗。且自创“天时、地利、人和”之法，以“调天癸、重时节、养宫膜、行益事、平药性、和夫妻”为证治思想，将中医辨证施治与西医辨病论治相结合，用传统经方治疗现代疾病。例如金哲教授所创治疗不孕的“续香饮”“天山安荣汤”，治疗宫颈病变的“清毒栓”，皆有奇效。故愿后辈医家在临床当中，能够借鉴金哲教授的学术经验，以此为参考，使得在面对妇科繁复的病症时更加得心应手，从而更好地为妇女解除病痛！

同时愿金哲教授——利民救世心，垂诸久杏林！

柴嵩岩

己亥年于北京

# 前言

古云：宁医十男子，莫医一妇人。诚以女病倍于男子，而更多不可名言之隐也。昔人云：用古方治今病，如拆旧屋盖新房，不经大匠之手，经营如何得宜。若伤寒经方，缺临证详审，无化裁通变，亦将贻误也。李鸿章曰：倘学者合中西之说而会其通，以造于至精极微之境，与医学岂曰小补。然衷中参西实则繁复，岂为一时所能学精。故妇病难、古方旧、合西繁三者，为带下医困中至难也。

凡妇人问病，医者必有三虑，天时、地利、人和。

## 天　时

天时为二。

天者，天癸也。《黄帝内经》云：二七而天癸至，任脉通，太冲脉盛，月事以时下，故有子。天癸充而冲任盛，月事得以时下，氤氲得以温润，阴水得以调和，正气得以存内。养天癸，究其根为肾，肾精得藏，精血得生。补天癸，究其法在脾，水谷精微运化输布如常，冲任二脉气血则和畅。调天癸，究其道在肝，肝气条达，经脉通畅，精血可生。

时者，时间也。女子三七肾气平均，四七筋骨坚，氤氲之气不畅，尤可细思慢调，待五七阳明脉衰，虽不可急功近利，亦莫用铁杵磨针之法，若六七三阳脉衰于上，七七任脉虚，急功亦难有其用也。或癥瘕已有恶象，仍拘泥于岐黄之术，岂不为庸医误人哉？试管婴儿之妙，妙于解难孕之难，手术之精，精于快稳准狠，中医之优，优于整体调养。辨证论治为中医诊治之纲，而辨病合龄以择中西之术，乃医者之要！莫以他人之精，攻自我之短，不然将见笑于大方之家也。

## 地 利

地利有双。

地者，宫膜也。妇人之病，因虚、积冷、结气，为诸经水断绝，至有历年，血寒积结，胞门寒伤，经络凝坚；或有失血失荣、生血乏源、思虑耗伤、瘀血阻络、久病暗损而致血虚，皆可致经水不调，孕育不能。经带胎产，莫以胞宫、内膜为要。精满则子宫易于摄精，血足则子宫易于容物。无论癥瘕、崩漏等胞宫、内膜之病，或不孕、闭经等全身之病，宫膜均为妇人精血之基，为女子阴精生化之源。古语云：土地肥而种子生，土地荒而万物绝。养宫膜，根、茎、叶、花、果不可少一，如三七、鸡血藤、卷柏、月季花、女贞子，以求根深叶茂、花开富贵、果实满满。

利者，益养也。妇人平和则乐有子，和则阴阳不乖，平则气血无争，则天癸应时而下矣。妇人以血为荣，气为卫。气盛则血行，气衰则血涩，荣卫和通，气血周流，百病不生。妇人亦要调其心气，心气不调，则月经渐滞，或多或少，或前或后，孕育难成，百病生焉。以起居有常以养阴阳，以平补药膳以养气血，以医者话语以养心气，妇人何以不颐养天年？

## 人　和

人和有偶。

人和，先为人与药和。凡药之用，或取其气，或取其味，或取其色，或取其形，或取其质，或取其性情，或取其所生之时，或取其所生之地，各以其所偏胜，而即资之疗疾。用药之法，在依证选方，随症加减，平调寒热，三因制宜。如桔梗上浮，绿萼舒中，牛膝引下，柴胡入肝，桂入太阳，卷柏走胞，苦丁退热。药材好，药才好，人才好。

人和，后为人与人和。妇人血衰气旺，男子其精不浓，皆使人无子。思治疗之法，女子当养血抑气以减喜怒，男子当益肾生精以省嗜欲，据方调理，阴阳和平，则妇人乐而有子矣。若男子阳精萎靡，无泄无用，妇人气血和畅安有何能？带下医者，切莫两耳不闻宫外事，懂妇人亦须懂男子，治胞宫亦要调阴器。阴阳佳合，乃夫妻和，故能有子。

天时、地利、人和，实乃调天癸、重时节、养宫膜、行益事、平药性、和夫妻。愿此良言，与君共飨。

戊戌年夏末于北京

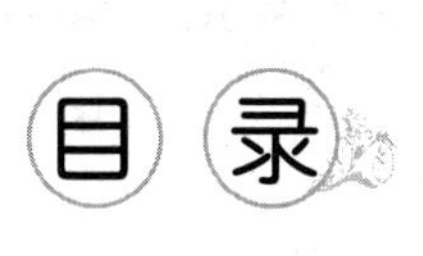
目 录

# 小卵泡排卵

## 一、概述

小卵泡排卵，又称“卵泡发育不良”，是指优势卵泡尚未发育成熟，即发生排卵的一种排卵障碍。可连续周期出现，也可在正常周期中间隔出现。由于小卵泡排卵，致黄体发育不良，血清孕酮水平低，继而导致月经不调、不孕症或流产。本病发病较为隐匿，多在不孕症患者监测排卵过程中发现，其与不孕症和自然流产的关系受到临床生殖医学专家日渐关注。小卵泡排卵的现代医学治疗主要采用促排卵及后续的辅助生殖技术。促排卵治疗是指通过给外源性的促性腺激素(gonadotropins，Gn)或者提高内源性的促性腺激素的分泌水平，调节下丘脑－垂体－卵巢轴的功能，从而促进卵泡发育。治疗同时，药物带来的一些伴随症状同样需要引起重视，如卵巢过度刺激征、多胎妊娠、卵巢功能衰退等。中医对本病的认识，以“肾藏精，主生殖”为根基，顺应月经周期中肾中阴阳消长的规律，使阴血于排卵前渐至充盛，重阴转阳，形成氤氲的候，顺施而胎成。

## 二、西医诊疗精述

### 1. 病因病理

女性的基本生殖单位为始基卵泡，也是卵细胞储存的唯一形式。青春期前始基卵泡自主发育和闭锁，不依赖促性腺激素，至青春期只剩约 30 万个。到青春期后则要依赖促性腺激素的启动，始基卵泡经过 9 个月以上的时间发育到窦前卵泡，窦前卵泡需要 3 个月经周期才能发育到排卵前卵泡，完成卵泡发育这个过程大约要 1 年时间。排卵前的卵泡如果遇到提前出现的 LH 峰，或促性腺激素如 FSH 分泌不足，就会在优势卵泡平均直径还未长到 18mm 时发生排卵。因此，排出的小卵泡的受精能力减低，胚胎质量下降，从而导致周期妊娠率低及不良妊娠结局。

**2. 临床表现**

小卵泡排卵的患者一般无特异的临床表现，常见的有月经不调（月经量少、月经提前、月经错后、经期延长等）、不孕症、自然流产等，主要是因为未成熟的卵泡排卵引起内分泌改变，与卵泡发育不良的机制密切相关。卵泡发育不良综合征即是由卵泡发育不良引起的上述临床症状的总称，这类患者的主要临床特征为：在卵泡期的早期，其生长速度正常，而后期卵泡生长速度减慢，而且最大卵泡直径始终较小。卵泡发育不良最终大多表现为卵泡发育停滞，卵泡闭锁或非优势卵泡排卵；排卵后可出现孕酮低下等黄体功能不全的临床表现；黄体期及卵泡晚期分泌不足。欲诊断，最主要且准确的方法即是连续 B 超监测卵泡的生长发育情况。研究表明，卵泡的生长发育情况与卵巢动脉血流变化密切相关，根据卵巢血流参数和值的变化，可以预测卵巢卵泡的生长发育情况。

**3. 诊断**

对于小卵泡排卵，国内外尚无统一标准，但目前认为 B 超监测加尿 LH 测定是诊断小卵泡排卵的主要方法。小卵泡排卵的诊断标准为：尿 LH（+）日优势卵泡的 3 个径线平均值小于

18mm，同时有排卵的证据，包括黄体期血孕酮＞12.7nmol/mL和（或）内膜有分泌改变及B超有排卵的改变。

**4. 治疗方案**

西医主要采用促排卵药治疗小卵泡排卵。通过补充外源性的促性腺激素（FSH或LH）或者提高内源性的促性腺激素水平，调节下丘脑–垂体–卵巢轴的功能，从而促进卵泡发育。常用的促排卵药物有氯米芬、促性腺激素、促性腺激素释放激素类似物及来曲唑等。

氯米芬是一线促排卵药，可与雌激素受体结合，通过与下丘脑–垂体的雌激素受体结合，来拮抗雌激素对下丘脑–垂体的负反馈作用，促使促性腺激素分泌增多，促进卵泡发育。但同时氯米芬的抗雌激素作用，可抑制子宫内膜生长，影响宫颈黏液的分泌，不利于精子穿行与胚胎着床，最后影响妊娠率。

促性腺激素类药物目前临床常用的为HMG和HCG。HMG中含有等量的FSH和LH，各75IU，促进卵泡发育，促使子宫内膜增生；HCG能促进和维持黄体功能，使黄体合成孕酮，进一步促进卵泡发育成熟，模拟生理性促黄体生成素的高峰而促发排卵。通过这一机制，改善卵子和胚胎质量，获得更高的种植率和妊娠率。

GnRH是下丘脑分泌的十肽激素，通过门脉系统释放，与垂体的GnRH受体特异性结合，调节垂体FSH与LH的合成与分泌。GnRH激动剂或GnRH拮抗剂与促性腺激素受体结合，刺激垂体释放促性腺激素。GnRH激动剂或拮抗剂与GnRH受体结合，抑制GnRH作用，使FSH、LH分泌处于低水平，卵泡发育停滞，性激素水平下降，达到垂体–卵巢去势化的作用。使用最佳剂量的GnRH激动剂或抑制剂作为合适的降调方案，不仅能防止过早出现 LH 峰，还不会因垂体抑制太过而导致黄体功能不全及卵巢发育不良。

来曲唑，第三代芳香化酶抑制剂，具有高度特异性，通过抑制雌激素合成过程中的芳香化酶活性，阻断雄激素向雌激素转化，最终使雌激素水平下降。来曲唑解除了雌激素对下丘脑-垂体的负反馈，使内源性促性腺激素分泌增多，促进卵泡发育。

中医理论认为，卵泡发育与肾中精气密切相关。故中医促卵泡发育、成熟是以补肾为主轴，根据患者证候来辨证论治，或补肾养血，或补肾健脾，或补肾疏肝，或补肾活血，或补肾祛痰等为治疗法则。或药，或针，或针药结合。中医疗效显著，且较西医副作用小，临床应用中患者依从性较好。现代中医更将中西医有机结合，在促进卵泡发育成熟及排卵的同时，发扬各自长处，弥补缺憾，尽量减少药物副作用，提高疗效。临床已有诸多研究证实，中西医结合治疗小卵泡的效果最佳。

## 三、中医病机溯源

中医古籍没有“卵泡”的概念，但《灵枢·决气》有云“两精相搏，合而成形”“常先身生，是为精”。《灵枢·本神》亦云：“生之来谓之精，两精相搏谓之神。”意为父之阳精与母之阴精相互结合，即形成一个新的个体，由此可见，古人谓“母之阴精”，即今人所说“卵泡”。中医古籍更没有“小卵泡排卵”或者“卵泡发育不良”等词汇，中医的大多数疾病以症状命名。小卵泡排卵可表现为月经量少、月经先后不定期、月经先期、月经后期，若久不受孕，即为“不孕症”，受孕后胚胎发育不良可致“胎动不安”“堕胎”及“胎萎不长”等，因此本病属于月经病、妊娠病及不孕症的范畴。

小卵泡排卵的中医证候主要以肾虚、肝郁、脾虚为主。

肾藏精，主生殖，系胞宫，肾为先天之本，为一身阴阳之根本。《素问·上古天真论》云："肾者，主水，受五脏六腑之精而藏之。"故肾藏精分为禀受于父母的先天生殖之精与后天水谷之精气，先、后天之精合而为肾精。中医学认为卵泡乃妇人生殖之精，藏于肾。卵泡的生长发育成熟与肾精之充沛密切相关，那么肾精亏虚可导致小卵泡排卵。

"女子以肝为先天"，肝藏血，肝肾同源，肾藏精，精血互生，肝血能濡养卵泡，使之发育成熟。又肝主疏泄，调畅气机，足厥阴肝经与冲、任、督脉相交，调畅一身阴阳脉气平衡，使卵泡能发育成熟并应时排出。

脾为后天之本，为气血生化之源。卵泡的生长发育成熟依靠肾精的滋养与肾气的推动，肾中所藏的后天之精依赖于脾运化水谷精微的濡养。若脾运失司，气血生化乏源，血海空虚，冲任失调，不能濡养卵泡，亦可使卵泡发育不良。若脾失健运，水湿内停，痰湿内阻，影响气血运行，脏腑功能失和，使卵泡失于濡养，不能正常生长发育，导致小卵泡排卵，进而导致月经不调、不孕或不良妊娠结局。

## 四、临证思辨

阴长阳消卵泡生，
补肾调周辅相成。
调肝养血助疏泄，
益肾填精为先锋。

小卵泡排卵主要责之于肾、肝、脾三脏，以肾虚为本，兼有血瘀、肝郁、痰湿。临床上多种病理因素相互致病，证候互相掺杂，最终导致冲任气血失调，影响卵泡发育。肾为先天之本，肾藏精，主生殖，卵泡为先天生殖之精，依靠肾精的滋养生长发育，依赖肾阳气的推动而排出，故小卵泡排卵以肾虚为本。妇女的排卵和月经来潮与肝的疏泄功能密切相关，“肝藏血，主疏泄”“肝经与任脉交会于曲骨，与冲脉交会于三阴交，与督脉交会于百会”，肝通过冲任督脉与胞宫相通。肝血充足，冲任充盛，卵泡才能正常发育，经血按时满溢，说明肝与女性生理有密切关系，维持女性正常的生理功能。脾为后天之本，气血生化之源。主运化，有统摄血液之功，固摄胞宫之权，运化后天水谷精微，充养肾所藏先天之精及其化生的元气，脾气健运，气血充沛，则卵泡正常发育、成熟，血旺而经调。脏腑气血调和，冲任血海充盛，阴阳消长有度，成熟卵泡方于氤氲之候排出而种子，若未能摄精成孕，则月水来潮。

中医治疗若能顺应月经周期中的阴阳消长变化，则可事半功倍。经后期阴长阳消，血海空虚，阴血不足，子宫藏而不泄，阴精逐渐充盛；排卵期重阴转阳，阳气鼓动卵泡排出；经前期阴阳俱长，血海充盛以荣养胎儿；若未受孕，则重阳转阴，经水应时而下，血海空虚，迎来下一周期，循环往复。因此应立足于月经周期之阴阳消长的自然规律，采用补肾调周法。不同时期，根据具体特点，治疗侧重亦有所不同。经后期治疗以补肾填精、健脾益气养血为主，旨在改善卵巢及子宫血供，改善子宫内膜容受性，促进卵子发育成熟、排出，摄精成孕。经前期重在温肾助阳、益气健脾，少予养血之品，以阴中求阳，旨在冲任胞宫气血充盛，以备种子之需。

临证之时，常用桑寄生、鹿角霜、菟丝子等补肾益精，白术、黄芪等健脾益气，白芍、当归、熟地黄等滋阴养血，泽兰、鸡血藤等活血调经。

桑寄生，性苦甘、平，归肝、肾经。补肝肾，强筋骨，安胎元。现代药理研究表明，桑寄生中主要含有黄酮类等多种活性物质，具有降血压、利尿、降血脂、抗肿瘤、抗病毒等作用。研究表明，桑寄生水煎液对实验孕鼠无母体毒性，对胚胎无致畸效应，对大鼠胚胎无发育毒性。

鹿角霜，鹿角熬胶后的残渣，性咸涩、温，归肾、肝经。补肾助阳，药性平和，清爽而不滋腻。如《医学入门·本草》所言："治五劳七伤羸瘦，补肾益气，固精壮阳，强骨髓，治梦遗。"与鹿角胶相比，不若其滋腻碍胃，又可发挥其补血活血、壮阳、抗炎镇痛的效果，可临证选用。

菟丝子，性辛甘、平，归肝、肾、脾经。《证类本草》中言："主续绝伤，补不足，益气力。"菟丝子具有补益肝肾、固精缩尿、安胎、明目、止泻的功效。现代药理研究表明菟丝子主要含有黄酮类、多糖类、生物碱类、挥发油类、氨基酸类、微量元素等化学成分，对生殖系统、抗衰老、免疫系统等多方面有药理作用。研究表明，菟丝子可显著改善排卵障碍，对孕母还有保胎作用。

黄芪，性甘、微温、归脾、肺经，具有补气升阳、固表止汗、利水消肿、生津养血、行滞通痹、托毒排脓、敛疮生肌的功效。生用偏于益卫固表、利水退肿、托毒生肌；炙用甘温而偏润，长于益气补中，用于气虚乏力、食少便溏等症。现代药理研究表明，黄芪中含有黄酮类物质，具有类激素样作用，可激活雌激素受体。此外，有扩张血管的作用，促进新生血管发生，增强造血功能，在一定程度上还有预防血栓形成的作用。

白术，性甘苦、温，归脾、胃经。健脾益气，燥湿利水，止汗，安胎。其性最温，为补脾气第一要药也。现代药理研究表明白术的主要化学成分为挥发油和多糖、树脂、维生素A等物质，白术醇提取物对未孕子宫自发性收缩及对催产素、益母草引起的子宫兴奋均呈显著抑制作用，此外还具有抗菌、抗凝、抗衰老等作用。

熟地黄，性甘、微温，归肝、肾经。补血滋阴，益精填髓。在妇科用药中很常见，可促进血管生成，并且有明确的抗衰老作用。

当归，性甘辛、温，归肝、心、脾经，有补血活血、调经止血、润肠通便之效。其性甘温质润，长于补血，为补血之圣药，现代药理研究指出，当归对子宫有双向调节作用，其对子宫的作用与子宫所处状态有关，对离体子宫主要表现为抑制作用，而对在体子宫主要表现为兴奋作用。此外，当归具有多种药理学效应，如抗血小板聚集、抗炎、增强机体免疫力、对脑缺血损伤的保护、抗肿瘤、调经、平喘等作用。

白芍，性苦酸、微寒，归肝、脾经。养血调经，敛阴止汗，柔肝止痛，平抑肝阳。《本草撮要》言其“功专制肝补脾，得人参补气，得当归养血，得白术补脾”。现代药理研究表明白芍具有抗炎、镇痛、镇静、抗惊厥、保肝、改善血液流变性等作用。

鸡血藤，性苦甘、温，归肝、肾经，有活血补血、调经止痛、舒筋活络之功。苦泄甘缓，温而不烈，性质和缓，既能活血补血，又能活血通络止痛、养血荣筋。

泽兰，性苦、辛，微温。归肝、脾经。活血调经，利水消肿。

辛散苦泄、通瘀行滞，为妇科常用药。

补肾调周法通过中医药的整体调节，在多方面发挥作用：促进卵泡发育，提高卵子质量，降低不良妊娠率；增加子宫内膜厚度，改善子宫内膜容受性，增加月经量，改善月经周期，提高临床妊娠率；改善伴随症状，提高患者生活质量，舒畅肝气，调畅情志，有助女性月经、生殖能力恢复正常。

## 五、验案举隅

**案一：肾气虚弱型**

李某，女，27岁。初诊：2011年9月27日。

主诉：自然流产后1年，计划妊娠。

患者于2010年5月胎停育1次后行清宫术，2010年9月自然流产1次，未清宫。男方弱精症。平素月经规律，（3～5）/25天，量中，无痛经，末次月经2011年9月15日，量色质如常。今日月经周期第13天，纳可，多梦，二便调，舌淡红，苔薄白，脉细弦。

辅助检查：性激素6项：PRL 401.5 μIU/mL，P 0.58 nmol/L，FSH 6.3 mIU/mL，LH 5.27 mIU/mL，$E_2$ 63.65 pg/mL，T 40.8 ng/dL；甲状腺功能：$T_3$ 117.9ng/dL，$T_4$ 6.93μg/dL，$FT_3$ 3.12pg/mL，$FT_4$ 1.17ng/mL，TSH 1.87μIU/mL；B超：子宫大小为5.2cm×4.8cm×3.2cm，子宫内膜厚度为0.7cm，左卵巢卵泡1.7cm×1.6cm。

西医诊断：自然流产后。

中医诊断：堕胎，肾气虚弱。

处方：紫河车10g，淫羊藿10g，枸杞子15g，菟丝子

15g，川断 15g，首乌藤 12g，丝瓜络 15g，羌活 10g，当归 10g，杜仲 10g，黄芪 25g，阿胶珠 12g。1 剂水煎服。

二诊：2011 年 9 月 28 日。今日 B 超提示已排卵，子宫内膜厚为 0.9cm。

处方：巴戟天 6g，川断 15g，桑寄生 15g，覆盆子 10g，阿胶珠 12g，杜仲 10g，白术 12g，山药 12g，羌活 6g，丹参 10g，菟丝子 15g，生麦芽 12g，当归 10g，黄精 15g。7 剂水煎服。

三诊：2011 年 10 月 6 日。末次月经 2011 年 9 月 15 日，本月 B 超监测排卵，提示小卵泡排卵。今日月经周期第 22 天，现无特殊不适，纳可，多梦，二便调，舌淡红，苔薄黄，脉沉细。

处方：紫河车 10g，淫羊藿 10g，女贞子 15g，枸杞子 15g，荷叶 10g，车前子 10g，桔梗 10g，茵陈 10g，夏枯草 10g，首乌藤 10g，石斛 10g，杜仲 10g，合欢皮 10g，香附 6g，砂仁 6g，茯苓 10g。21 剂水煎服。

四诊：2011 年 11 月 10 日。末次月经：2011 年 11 月 7 日。今日月经周期第 4 天，无特殊不适，纳可，眠差，二便调。舌淡红，苔薄白，脉细滑。B 超：子宫大小 5.2cm×4.7cm×3.5cm，子宫内膜厚 0.4cm，右卵巢大小为 3.4cm×2.6cm，左卵巢大小为 4.4cm×1.8cm，内可见 10 余个窦卵泡。拟本周期行促排卵治疗。

处方：菟丝子 15g，桑寄生 15g，桑椹子 15g，川断 15g，夏枯草 10g，浙贝母 10g，桔梗 10g，赤芍 10g，当归 15g，鸡血藤 10g，杜仲 10g，茯苓 10g，泽泻 10g。7 剂水煎服。

明日开始服用氯米芬，50mg，每天 1 次，连服 5 天。

后患者妊娠，于2012年剖宫产下1子。

按语：肾为先天之本，主生殖。若肾气不盛，冲任气血不充，卵子生长乏源，而致小卵泡排卵，即使受孕，因肾虚无力养胎，而致胎元失养，自然陨落，或胚胎停育，胎死不下。制方思路以补肾为根本，顺应月经周期之气血阴阳消长规律，对气血阴阳进行有侧重的补泻。补肾同时强调健脾，以后天之精充养先天。若患者生育要求强烈急迫，可在子宫内膜及卵泡得到调理并达到一定水平后，配合现代医学之促排卵药物，助力优势卵泡的选择、生长发育及排卵，减少促排卵药物对内膜的抑制，帮助患者及早孕育。

**案二：肾虚肝郁型**

李某，女，34岁。初诊：2013年12月24日。

主诉：未避孕未孕3年。

平素月经7/（25～30）天，量少，色暗红，少量血块，蜕膜样组织，末次月经为2013年12月21日，今日月经周期第11天，轻度痛经，小便黄，大便可，腰腿痛，怕冷，易急躁。舌淡红，苔薄白，脉沉细弦。孕0产0。性激素：FSH 5.45mIU/mL，LH 2.44mIU/mL，$E_2$ 25pmol/L，PRL 23.38ng/mL，P 0.20nmol/L，T 0.67 ng/mL。B超：子宫大小为4.2cm×4.4cm×3.7cm，子宫内膜厚为0.7cm，右卵巢大小为2.0cm×1.4cm，内可见7～8个窦卵泡，左卵巢大小为2.0cm×1.6cm，内可见10个窦卵泡。

西医诊断：原发性不孕。

中医诊断：全不产。肾虚精亏，肝郁脾虚。

处方：菟丝子15g，枸杞子15g，桑椹子15g，白术15g，山药15g，当归15g，赤芍15g，白芍15g，桔梗10g，丝瓜络15g，生麦芽12g，郁金6g，杜仲10g，阿胶珠15g，生黄芪25g，砂仁6g。7剂水煎服。

二诊：2013年12月31日。末次月经2013年12月21日，今日月经周期第11天，轻度痛经，腰腿疼，怕凉，易急躁，纳眠可，小便黄，大便可，现带下量可，色黄，有异味，无阴痒，舌淡红，苔薄白，脉沉细。B超：子宫内膜厚0.7cm，呈典型三线征；右卵巢卵泡1.6cm×1.5cm。

处方：女贞子12g，菟丝子15g，枸杞子15g，桑寄生15g，白术15g，山药15g，当归12g，熟地黄15g，何首乌15g，杜仲10g，阿胶珠12g，夏枯草10g，鸡血藤15g，郁金6g，月季花6g，枳壳12g。7剂水煎服。

三诊：2014年1月7日。末次月经2013年12月21日，今日月经周期第18天，纳眠可，小便黄，大便调。B超：子宫内膜厚1.1cm，右卵泡1.3cm×1.9cm，张力差。

处方：菟丝子15g，女贞子12g，覆盆子10g，百合10g，荷叶10g，白术12g，山药12g，白芍12g，椿根白皮3g，苎麻根6g，旱莲草10g，生甘草5g。21剂水煎服。

四诊：2014年2月13日。末次月经2014年2月11日，量中，色暗红，夹少量血块，轻度痛经，今日月经周期第3天，经行腰腿疼痛，纳眠可，二便调。舌淡红，苔薄白，脉沉细。B超：子宫大小为4.6cm×4.4cm×4.1cm，子宫内膜厚0.4cm，右卵巢大小为2.8cm×1.8cm，内可见7～8个窦卵泡，左卵巢大小为2.4cm×2.0cm，内可见6～7个窦卵泡。

处方：菟丝子15g，淫羊藿10g，紫河车10g，桑寄生15g，当归15g，熟地黄15g，赤芍15g，白芍15g，桔梗

10g，丝瓜络15g，月季花6g，红景天10g，茯苓15g，薏苡仁15g，延胡索10g，香附6g，桂枝6g。7剂水煎服。

五诊：2014年2月20日。末次月经2014年2月11日，今日月经周期第10天，纳眠可，二便调，BBT：双相，药后胃部不适，舌淡红，苔薄白，脉细滑。B超：子宫内膜厚0.4cm，右卵巢卵泡1.1cm×1.0cm。

处方：菟丝子15g，枸杞子15g，桑寄生15g，紫河车10g，当归12g，赤芍15g，杜仲10g，阿胶珠15g，丝瓜络15g，月季花6g，鸡血藤15g，生麦芽15g，红景天12g，薏苡仁15g，茯苓15g，枳壳12g。14剂水煎服。

补佳乐，2mg，每天1次，连续10天，口服。

六诊：2014年5月12日。末次月经2014年5月9日，量少，色暗红，大量小血块，轻度痛经，腰酸，乏力，今日月经周期第4天，纳差，眠可，尿黄，大便调。舌淡红，苔薄白，脉细滑。B超：子宫内膜厚为0.4cm，不均；左卵巢2.6cm×1.7cm，左卵巢2.8cm×1.8cm，其内见6～7个窦卵泡。

处方：枸杞子15g，菟丝子15g，桑椹子15g，茺蔚子9g，白术15g，山药15g，当归12g，赤芍15g，白芍15g，覆盆子10g，合欢皮10g，郁金6g，杜仲10g，阿胶珠15g，石斛10g，北沙参15g，黄精15g。7剂水煎服。

七诊：2014年5月19日。末次月经2014年5月9日，今日月经周期第11天，本周期行HMG促排，现纳眠可，二便调，余无不适，舌红，苔薄白，脉细滑。B超：子宫内膜厚为0.7cm，质均；左卵泡大小为1.4cm×1.2cm。

处方：菟丝子15g，桑椹子15g，川断15g，当归15g，熟地黄15g，赤芍15g，牡丹皮10g，泽兰10g，莲子心3g，瞿麦6g，玉竹10g，丝瓜络15g，伸筋草10g，荆芥10g，枳壳12g，红景天10g。21剂水煎服。

继续肌注尿促性素，每次75IU，每天1次，连用3天。补佳乐，每次2mg，每天2次，连用10天，口服。

八诊：2014年9月2日。末次月经2014年8月29日，月经量少，色暗红，有血块，轻度痛经，今日月经周期第5天，纳眠差，入睡困难，小便黄，饮水少，大便12日一行，舌淡红，苔薄白，脉沉细。B超：子宫内膜厚0.4cm，左卵巢2.1cm×1.6cm，内可见4～5个窦卵泡，右卵巢2.1cm×1.6cm，内可见5～6个窦卵泡。

处方：枸杞子15g，女贞子12g，菟丝子15g，桑椹子15g，当归10g，鸡血藤15g，三七粉6g，金银花15g，红藤15g，红景天10g，桑枝10g，桔梗10g，郁金10g，合欢皮10g，远志12g，阿胶珠15g。14剂水煎服。

九诊：2014年10月14日。末次月经2014年8月29日，现纳差，恶心，呕吐，眠可，无阴道出血，无腹痛，二便调，9月底小腹坠痛，乏力。尿HCG：阳性；血HCG：2085 mIU/mL。

处方：菟丝子15g，覆盆子10g，女贞子12g，白术15g，山药15g，椿根白皮3g，苎麻根9g，百合10g，地骨皮10g，茵陈10g，生甘草5g，玉竹10g，太子参15g，北沙参15g。14剂水煎服。

地屈孕酮，10mg，每天3次，保胎治疗。

按语：随着年龄的增加，女性生殖功能出现缓慢的减退，基础内分泌逐渐减低，卵巢功能下降，内源性促性腺激素不足，引起卵泡发育不良。正如《素问·上古天真论》所云："三七肾气平均，故真牙生而长极。四七筋骨坚，发长极，身体盛壮。五七阳明脉衰，面始焦，发始堕……"重用"五子"（菟丝子、女贞子、枸杞子、覆盆子、桑椹子）以补肾填精，熟地黄、白芍、当归补精血，薏苡仁、山药补益脾肾，兼柴胡、香附疏肝解郁，制方思路以补肾为主，辅以疏肝健脾，补肾而不滋腻，精血同补，调和冲任。治疗过程，也是中医"整体观"的体现。

## 六、要义点睛

小卵泡排卵患者多为育龄期女性，素体先天不足、后天失养；或平素工作劳累、饮食不节、忧思伤脾，气血生化乏源；或作息不规律，晚睡熬夜，阴血暗耗；或房劳多产，耗伤肾精，导致冲任血海亏虚，胞宫胞脉失养，进而引起月经病、妊娠病等。除药物治疗外，生活调摄也是重要的一项。劳逸适度，心绪平和，饮食有节，作息规律，对本病的治疗、伴随的月经问题及后续的妊娠，都有助益。

# 宫颈病变

## 一、概述

宫颈，古称“子门”，首见于《灵枢·水胀》。因其隐藏在阴道末端，古人并无专论论述宫颈相关疾病。广义的宫颈病变所赅者广，包括了宫颈所有的良、恶性病变。本书所谈宫颈病变专指由高危型人乳头瘤病毒感染（human papilloma virus，HPV）所致的宫颈细胞学或组织病理学改变，即高危型 HPV 感染导致的宫颈炎症及宫颈上皮内瘤变（cervical intraepithelial neoplasia，CIN）。这类疾病常表现为带下量增多，色黄或白，或伴随接触性出血，部分患者可无自觉症状，在体检时方能发现。对于高级别 CIN 应采用手术治疗。如患者为低级别病变或仅表现为持续的 HPV 感染或手术治疗后仍有持续的 HPV 感染，则缺少有效的药物治疗手段。此时，辨病、辨证相结合，给予中药内服外用，常可收全效之功。中医对于宫颈 HPV 感染的认识来自现代医学，古籍中没有明确的与之相关的病名。因该病可表现为带下异常，与中医古籍中的“带下病”“五色带下”描述极为相似，故对高危型 HPV 感染所致的宫颈病变，临床上多参考“带下病”进行辨证论治。

## 二、西医诊疗精述

### 1. 病因病理

CIN 是宫颈癌的癌前病变，多由高危型 HPV 的持续感染所致。从 HPV 感染发展到宫颈癌需经历四个阶段，即 HPV 感染→宫颈上皮细胞病变→宫颈癌前病变→宫颈浸润癌，这是一个由量变到质变的漫长过程。当宫颈表面的鳞状上皮或柱状上皮受到损伤时，HPV 趁机感染宫颈上皮组织的基底层细胞，在基底层细胞分化过程中，病毒的早期蛋白和晚期蛋白逐渐表达，完成病毒复制。HPV 感染后，机体产生的免疫机制可清除感染；对于 30 岁以下的女性来说，91% 的 HPV 感染可在 2 年内消退；30 岁以上的女性持续感染 HPV 30 个月的比例为 21%。只有少数高危型 HPV 持续感染者发生 CIN 或宫颈癌。高危型 HPV 的持续感染，促进了宫颈上皮细胞增殖，抑制了细胞凋亡，从而导致宫颈上皮细胞异常增生。根据宫颈上皮组织病理学表现，CIN 可分为Ⅰ、Ⅱ、Ⅲ三级病变。

### 2. 临床表现

宫颈高危型 HPV 感染所致的宫颈上皮细胞病变或 CIN 患者，常没有典型的临床症状。有的患者可表现为白带量多，阴道炎症反复发作，也有的患者表现为接触性出血，大多数患者无异常临床表现。

### 3. 诊断

目前，临床中普遍开展了宫颈癌筛查工作。在我国，初筛的方法包括：①以高危型人乳头瘤病毒（HPV）检测（分型或不分型）作为初筛；②以细胞学（传统巴氏或液基细胞学）作为初筛；③以 HPV 联合细胞学作为初筛。醋酸和碘实验的肉眼筛查（VIA / VILI）方法已很少采用。因年轻女性是 HPV 感染的高危人群，建议以高危型 HPV 检测作为 30 岁以上女性的初筛检查。而对于 21 ~ 29 岁有性生活的女性，以宫颈细胞学筛查为主。宫颈细胞学检查主要采用薄层液基细胞学检测技术（thin-cytologic test，TCT），依照 TBS 诊断系统进行细胞病理学描述。常见的鳞状上皮细胞异常包括：无明确诊断意义的非典型鳞状上皮细胞（atypical squamous cells of undetermined signification，ASC-US）、非典型鳞状上皮细胞不除外高度鳞状上皮内病变（atypical squamous cells-cannot exclude HSIL，ASC-H）、低度鳞状上皮内病变（low-grade squamous intraepithelial lesion，LSIL）、高度鳞状上皮内病变（high-grade squamous intraepithelial lesion，HSIL）、鳞状细胞癌（squamous cell carcinoma，SCC）。常见的腺上皮细胞异常包括：非典型腺上皮细胞（atypical glandular cells，AGC）、腺原位癌（adenocarcinoma in situ，AIS）。

以高危型 HPV 作为初筛 HPV 阳性时的处理：强调 HPV 不分型时，以细胞学检查分流；HPV 分型检测，若 HPV 16、HPV 18 阳性，转诊阴道镜。ASC-US 诊断重复性差，易发生诊断不足或过度诊断，是临床的难题。在人群筛查中 ASC-US 约为 5%，在异常细胞涂片中，ASC-US 占 50% 以上。ASC-US 女性中高危型 HPV 感染率为 31% ~ 60%。细胞学 ASC-US 中最终被诊断为 CIN Ⅱ / Ⅲ < 10%，被诊断为浸润癌的仅为 0.1% ~ 0.2%。对 ASC-US 使用 HPV 进行分流，如果 HPV 阳性（不分型）或 HPV 分型检测 HPV 16、HPV 18 阳性，均应转诊阴道镜检查。细胞学联合高危型 HPV 检测筛查结果异常的处理：细胞学联合高危型 HPV 检测可以显著提高细胞学筛

查的敏感性。对于联合筛查结果异常者的管理以单独细胞学筛查发生 CIN Ⅲ及以上病变（简称 CIN Ⅲ＋）的风险为参考依据，采用同等风险同等管理的方案指导临床。① HPV 阴性 / 细胞学阴性：其风险为 0.08%，而单独细胞学阴性的风险为 0.26%，3 年重复宫颈癌筛查远低于 0.26% 的阈值，提示可以选择更长时间的筛查间隔（例如 5 年）。② HPV 阳性 /ASC-US 其 5 年 CIN Ⅲ＋的累积风险为 6.8%，高于 LSIL 风险，依据同等风险同等管理的方案，支持直接转诊阴道镜。HPV 阳性 / 细胞学阴性：当 HPV 分型时，HPV 16、HPV 18 阳性，立即转诊阴道镜。③ HPV 没有分型检测，建议结合临床症状和体征，必要时直接转诊阴道镜。

**4. 治疗**

CIN Ⅰ多自然消退，仅少数病例持续时间较长，需要治疗。CIN Ⅰ的治疗以冷冻、激光等物理治疗为主。CIN Ⅱ诊断结果的一致性及重复性较差，因此对 CIN Ⅱ的处理存有争议。一般来说，CIN Ⅱ及 CIN Ⅲ的患者推荐行宫颈锥切术，子宫切除不作为 CIN Ⅱ、CIN Ⅲ的首选治疗。相较于各阶段 CIN 相对清晰的治疗方案来说，高危型 HPV 持续感染可达 2 年以上，伴或不伴宫颈细胞学异常的临床治疗更值得商榷。这类患者可能经历了宫颈物理治疗，但高危型 HPV 感染并未被清除，她们往往背负着很大的心理压力，渴望得到有效的药物治疗。然而，目前尚无确切有效的药物可用于高危型 HPV 感染的治疗。因此，寻求有效治疗高危型 HPV 感染的中医药方案，具有重要的临床意义。

## 三、中医病机溯源

“带下”一词首见于《素问 · 骨空论》：“任脉为病，

男子内结七疝，女子带下瘕聚。”《神农本草经》中称带下为“沃”，有白沃、赤沃、赤白沃之说。王叔和《脉经》中认为带下病乃是“大风邪入少阴，女子漏白下赤”。《诸病源候论》首次提出“带下病”的名称，书中记载带下有“黄、白、赤、青、黑”五候，分属五脏。宋代陈自明《妇人大全良方》中认为带下“起于风气、寒热之所伤”，因所伤经脉、流传脏腑之不同，带下可有青、赤、黄、白、黑不同的颜色，并提出带下病生于带脉。金代刘完素在《素问病机气宜保命集》提出带下病为湿热郁结所致，即“赤者热入小肠，白者热入大肠，原其本也，皆湿热结于脉，故津液涌溢，是为赤白带下”。《傅青主女科》提出“带下俱是湿症”“因带脉不能约束而有此病”，被现代医家认为是带下病的核心病机。“然而带脉之伤，非独跌闪挫气已也，或行房而放纵，或饮酒而颠狂，虽无疼痛之苦，而有暗耗之害，则气不能化经水，而反变为带病矣。故病带者，唯尼僧、寡妇、出嫁之女多有之，而在室女则少也。况加以脾气之虚，肝气之郁，湿气之侵，热气之逼，安得不成带下之病哉”，进一步说明带下的病机乃是标实而本虚，人体正气受损是带下病发病的内在条件。

## 四、临证思辨

湿毒蕴结犯宫颈，
攻伐散结将毒清。
辅以益气兼扶正，
外用直达无遁形。

子门上承胞宫，下接阴道，易受风、寒、湿、热病邪侵袭。

或经期产后，胞脉空虚，余血未尽，或房事不洁，均易感邪。《素问·评热病论》说：“邪之所凑，其气必虚。”故先天禀赋不足，则感邪难愈，从而表现为宫颈HPV持续性感染。金师认为，高危型HPV感染持续时间远长于低危型HPV感染，更符合湿邪缠绵难愈的特性。湿郁日久，阻滞气机，故能化热；湿热蕴结，灼伤血络，故可见宫颈质脆，触碰出血；加之正气虚弱，不能驱邪外出，湿热久郁，化生癌毒，导致癌前病变甚至癌变。因此，宫颈高危型HPV感染的病因为“湿毒浸淫，结聚子门”，病机为正虚邪恋，其发病以正虚冲任失调为本，湿毒凝聚为标。大多数宫颈高危型HPV感染患者及CIN患者缺乏特异性的临床表现，全身证候表征不明显，根据四诊信息辨证困难。故对这类宫颈病变患者应以辨病治疗为主，从湿毒蕴结，正气虚损的病机入手，治以攻毒散结为主、扶正固本为辅。《理瀹骈文》有云：“外治之理，即内治之理，外治之药亦即内治之药，所异者法耳。”故临床治疗可以攻毒散结立法处方，嘱患者煎汤外洗，使药力直达病所。对于全身证候表征明显，四诊合参辨证明确的患者，可配合应用中药内服改善症状及体质，对清除宫颈HPV感染亦大有裨益。

攻毒者，因毒由湿热所化，故当清热利湿，兼祛癌毒；散结者，因瘀阻血络，癥瘕渐生，故当活血通络、散结消痈。金师总结多年临证经验，创治用于HPV感染治疗的外用栓剂“清毒栓”，并进行了系统的临床及实验研究，证实其对于高危型HPV感染及CIN具有良好的临床疗效。在此基础上，她进一步改良处方，创治HPV外洗方，方便患者使用，并能够更好地改善外阴、阴道不适症状。方中常用金银花，味甘，性寒，轻透疏表，芳香辟秽解毒；连翘，味苦，性凉，轻清宣散，又具解毒排脓、消痈散结之功；鱼腥草，味辛，性微寒，清热解毒、消痈排脓；马齿苋味酸，性寒，既能清热凉血，又能解毒利湿。四药合用，透热与清热并举，而无敛邪之弊，兼具解毒散结之功。苦参，味苦，性寒，燥湿清热杀虫；土茯苓，味甘，性平，渗湿解毒；藤梨根，味酸，性凉，祛风除湿、清热解毒；老鹳草，味辛苦，性温，可祛风燥湿、活血解毒。《内经》有云："湿淫于内，治以苦热，佐以酸淡，以苦燥之，以淡泄之。"此四药合用，正乃《内经》所谓苦温酸淡制湿之法。莪术，味辛、苦，性温，破瘀消癥；紫草，味甘、咸，性寒，活血化瘀、凉血解毒；赤芍，味苦，性微寒，丹皮，味苦、辛，性微寒，两药均具清热凉血、活血散瘀之功。四药合用活血化瘀、消癥散结。以上十二味药合用，共奏清热利湿、活血化瘀、解毒散结之功。结合免疫力低下人群，HPV感染难以肃清的特点，金师在处方中加入生黄芪，取其护卫固表之用，改善宫颈局部的抗邪能力。最后于处方中加入生甘草调和诸药，冰片引药力直达病所。

## 五、验案举隅

**案一：**

李某，女，33岁。初诊：2016年2月29日。

主诉：发现HPV感染7个月。

患者于2015年5月查体发现HPV DNA：1236.75 RLU/CO，TCT提示良性反应性改变，外院给予保妇康栓治疗3个月。2015年9月10日复查HPV DNA：2786.16 RLU/CO，TCT提示：ASCUS，阴道镜下活检取病理，病理结果：CIN Ⅰ，继续给予保妇康栓治疗3个月。2016年1月21日复查HPV DNA：3997.34 RLU/CO，TCT提示：LSIL。2016年2月22日于我院门诊阴道镜检查并取活检，病理结果：慢性宫颈炎，鳞状上皮有增生。为求进一步治疗来诊。平素带下量不多，偶有阴痒，无同房后出血，偶有腰酸，舌淡红，苔薄白，脉细滑。

西医诊断：宫颈病变。

处方：金银花15g，连翘10g，马齿苋10g，鱼腥草20g，苦参15g，土茯苓15g，藤梨根10g，蝉蜕10g，露蜂房5g，莪术10g，紫草10g，赤芍15g，丹皮10g，生黄芪20g，生甘草10g，冰片1g。14剂水煎外洗，每日1～2次，两日1剂，经期停用。

二诊：2016年4月11日。上方外洗1个月。现带下量略多，质稀，无异味，无阴痒，偶有腰酸，纳眠可，二便调，舌暗红，苔薄白，脉细滑。

处方：金银花15g，连翘10g，鱼腥草20g，苦参15g，土茯苓15g，藤梨根10g，老鹳草10g，蛇床子10g，仙鹤草15g，莪术10g，紫草10g，丹皮10g，当归15g，生甘草10g，生黄芪20g，冰片1g。14剂水煎外洗，每日1～2次，两日1剂。

三诊：2016年6月2日。患者口服上方14天，中药外洗1个月。白带量不多，无异味及阴痒，无腰酸腹胀，纳眠可，二便调。舌淡红，苔薄白，脉细滑。

处方：继续给予4月11日方外洗，7剂。

另：黄柏10g，莪术10g，紫草10g，金银花15g，蜈蚣1g，仙鹤草10g，三七粉6g，5剂（颗粒剂），非经期宫颈上药。

四诊：2016 年 9 月 6 日。患者于 8 月 25 日复查 HPV DNA：3.76 RLU/CO，TCT：良性反应性改变（轻度炎症）。带下量不多，无异味，无阴痒。患者 2012 年、2014 年分别于孕 8 周、孕 6 周胚胎停育，行清宫术，现计划妊娠。患者月经周期较规律（5 ～ 6）/（33 ～ 35）天。前次月经为 2016 年 7 月 9 日，末次月经为 2016 年 8 月 15 日，周期 37 天，行经 6 天，经量可，经色暗红，少许血块，无痛经，经前腰酸，乳房胀痛，现为月经第 23 天，无明显不适，纳眠可，二便调，舌红，苔黄腻，脉细滑。

处方：太子参 15g，红芪 20g，白术 15g，茯苓 15g，女贞子 15g，枸杞子 15g，桑寄生 15g，丹参 15g，川芎 6g，苏木 10g，滇鸡血藤 15g，白梅花 10g，钩藤 15g，茵陈 10g，白扁豆 10g，枳壳 12g，金银花 15g，绞股蓝 10g，夏枯草 10g，浙贝母 10g。7 剂水煎服，每日 1 剂。

后续治疗以调经助孕为主，间断给予中药煎汤外洗治疗宫颈 HPV 感染。2017 年 7 月 7 日复查 TCT：良性反应性改变。10 月 17 日复查 HPV DNA：16/18 型 DNA 检测阴性；余 12 型高危型 HPV DNA：2.77 RLU/CO。

按语：初诊时患者带下量、色、质无异常，唯偶有外阴瘙痒，故在基础方上加用蝉蜕祛风止痒，露蜂房祛风止痒，兼解毒杀虫。现代药理研究表明，露蜂房具有抗菌、抗肿瘤的作用，故在宫颈高危型 HPV 感染及 CIN 患者的治疗中可以选用。二诊时，患者表现为带下量偏多，故在基础方中加用蛇床子、仙鹤草，其中蛇床子辛苦温，能燥湿祛风、杀虫止痒，仙鹤草，味苦涩，性平，同具杀虫止带之功。三诊时，除给予患者 HPV

外洗方治疗外，另予中药外敷宫颈治疗，该方乃金师所创宫颈HPV感染治疗专药“清毒栓”化裁而来。经过近5个月的治疗，患者宫颈细胞学检查提示宫颈病理情况改善。因患者既往有两次胚胎停育病史，故后续治疗主要以调经助孕为主，同时在调整月经周期的治疗处方中，不忘宫颈HPV感染“湿毒瘀滞，正气虚损”的基本病机，给予茵陈、白扁豆健脾化湿，金银花清热解毒、芳香辟秽，夏枯草、浙贝母散结消痈，红芪、绞股蓝益气扶正。通过口服中药，兼顾对HPV感染的治疗。

**案二：**

刘某，女，31岁。初诊：2017年2月9日。

主诉：发现宫颈HPV感染7个月。

患者于2016年7月1日于外院检查发现HPV阳性，予干扰素栓治疗3个月。2016年12月14日复查提示HPV 53型阳性，继续给予干扰素栓治疗。为求中医治疗来诊。患者平素烦躁易怒，四末、腹部不温，食后腹胀，带下量偏多，色白质稀，偶有阴痒不适，大便干燥，2～3日一行，舌淡暗，苔薄白而滑，脉细弦。

月经周期规律，经量经色正常，重度痛经，常需卧床休息，末次月经2017年1月29日。G1P1，2013年行剖宫产，计划二胎。

HC Ⅱ（2016年7月1日）：32.75 RLU/CO。

HPV DNA（2016年12月4日）：HPV 53型阳性。

TCT（2016年12月4日）：未见鳞状上皮内病变。

处方：柴胡5g，赤芍15g，丹参15g，川芎6g，白梅花10g，月季花6g，合欢花6g，三七花6g，红景天15g，绞股蓝10g，桑寄生15g，枸杞子15g，滇鸡血藤15g，红芪20g，香附6g，炒白术15g。30剂水煎服，每日1剂，经期停服。

金银花15g，连翘10g，鱼腥草10g，黄柏10g，苍术10g，藤梨根10g，老鹳草10g，露蜂房5g，莪术10g，紫草10g，赤芍15g，生甘草10g，生黄芪30g，薄荷6g。14剂水煎外洗，每日1～2次，两日1剂。

二诊：2017年3月30日。患者服药后，带下量、色、质、味无异常，腹部手足渐温，腹胀缓解，大便质软，日一行，分别于2017年2月22日、3月25日月经来潮，痛经明显减轻，经前腰酸明显。现无明显不适，舌暗红，苔薄白而滑，脉沉弦。

处方：川断15g，桑寄生15g，鹿角霜10g，当归10g，生杜仲10g，赤芍15g，丹参15g，川芎6g，延胡索10g，陈皮6g，生白术15g，乌药6g，香附10g，蜈蚣1g，桂枝6g，茯苓15g，金银花15g，红藤15g。40剂（颗粒）冲服，每日1剂，经期停服。

金银花15g，连翘10g，鱼腥草10g，黄柏10g，苍术10g，藤梨根10g，老鹳草10g，露蜂房5g，紫草10g，莪术10g，赤芍15g，生黄芪30g，白花蛇舌草10g。30剂水煎外洗，每日1～2次，两日1剂。

三诊：2017年7月13日。患者于2017年6月20日复查HPV DNA阴性，TCT无异常。带下无异常。分别于2017年5月20日、6月18日月经来潮，经前腰酸明显，痛经可耐受。现为月经第27天，乳房胀痛，小腹隐痛，纳眠可，二便调，舌暗红，苔薄白，脉细滑。

处方：丹参15g，川芎10g，赤芍15g，当归12g，延胡索 10g，乌药 6g，滇鸡血藤 15g，桑枝 10g，蜈蚣 2 条，生杜仲 10g，荔枝核 10g，香附 10g，金银花 15g，红藤 15g，蛇床子 5g，茯苓 15g。20 剂水煎服，每日 1 剂。

按语：患者初诊时带下量多，色白质清稀，故在外洗方中加用黄柏、苍术，燥湿止带，方中薄荷代冰片，有利于药物透皮吸收，同时又有疏风止痒之效。患者就诊时，脾虚肝郁证候表现明显，故在外用药的同时，给予中药口服改善全身症状，以疏肝解郁、益气健脾为法处方用药。二诊时，患者诸症缓解，唯留痛经及腰酸，且其苔水滑，考虑肾阳亦不足，故调整口服方以温阳通经、理气止痛为主。经 4 个月的治疗，宫颈 HPV 感染已治愈，后续治疗以调经助孕为重点。

## 六、要义点睛

宫颈高危型 HPV 感染及宫颈上皮内瘤变的核心病机是“湿毒浸淫，结聚子门”，以辨病治疗为主，以攻毒散结、益气扶正立法处方，采用中药外洗、中药外敷为主要的治疗手段，使药物直达病所。对于全身症状明显、四诊辨证明确的患者，积极配合中药内服改善症状，对于清除 HPV 感染大有裨益。对于无宫颈组织学异常且有生育要求的患者，不应因 HPV 感染推迟妊娠计划，可在治疗 HPV 感染的同时，积极调经助孕。

# 异常子宫出血

## 一、概述

异常子宫出血（abnormal uterine bleeding，AUB）指育龄期非妊娠妇女，源自子宫腔的与正常月经周期、经期长度、经期出血量不符的异常出血。2014年之前，将功能性的异常子宫出血称为“功能失调性子宫出血”。中华医学会妇产科学分会妇科内分泌学组，根据国际妇产科联盟（FIGO）发布的“育龄期非妊娠妇女AUB病因新分类PALM-COEIN系统”，于2014年11月拟定了中国的《异常子宫出血诊断与治疗指南》，指南中将异常子宫出血的相关术语进行了规范。非妊娠育龄女性AUB按病因分为九个类型：子宫内膜息肉所致AUB（AUB-P），子宫腺肌病所致AUB（AUB-A），子宫平滑肌瘤所致AUB（AUB-L），子宫内膜恶变和不典型增生所致AUB（AUB-M），全身凝血相关疾病所致AUB（AUB-C），排卵障碍相关AUB（AUB-O），子宫内膜局部异常所致AUB（AUB-E），医源性AUB（AUB-I），未分类的AUB（AUB-N）。本节内容主要关注排卵障碍相关异常子宫出血（AUB-O），即因稀发排卵、无排卵及黄体功能不足所导致的下丘脑-垂体-卵巢轴功能异常而引起的异常子宫出血。对于由多囊卵巢综合征、高催乳素血症所引起的异常子宫出血，将在相关章节论述，本节不赘述。根据AUB-O常见的临床表现，可分别归属于中医学“崩漏”“月经不调”“月经先期”“月经后期”“月经先后无定期”“经间期出血”“经期延长”“月经过多”及“月经过少”范畴。

## 二、西医诊疗精述

### 1. 病因病理

当人体经受内外环境的变化，如受到精神紧张、环境改变、气候异常、劳逸失常、疾病或用药等影响时，可通过大脑皮层及中枢神经系统，作用于下丘脑－垂体－卵巢轴，引起异常子宫出血。包括：①无排卵性异常子宫出血：一般发生在青春期和绝经过渡期。前者下丘脑－垂体－卵巢轴调节机制尚未成熟，常表现为下丘脑、垂体对雌激素的正反馈异常，无法形成排卵前的FSH及LH峰，不能完成排卵。后者卵巢功能衰退，对促性腺激素反应低下，卵泡发育受阻。育龄期女性也可能发生无排卵的情况。各年龄阶段，不同原因引起的无排卵，均可导致子宫内膜始终接受单一的雌激素刺激，发生因雌激素波动而引起的异常出血。在这种情况下，子宫内膜的病理表现为增殖期子宫内膜或子宫内膜单纯型增生或复杂型增生。子宫内膜不典型增生及子宫内膜癌不属本节讨论内容。②黄体功能不足：由于黄体孕激素产生不足或黄体过早衰退所导致的子宫内膜分泌反应不良及黄体期缩短。子宫内膜表现为腺体分泌不良改变，或各部分内膜分泌反应不均。③子宫内膜不规则脱落：由黄体萎缩不全所致的子宫内膜不完全脱落，常表现为月经第5～6天时仍可见呈分泌反应的子宫内膜。

### 2. 临床表现

异常子宫出血，即月经周期、经期、经量的异常。主要表现为月经周期紊乱，经期延长，经量过多或经量过少，或排卵期出血、黄体期出血等。

**3. 诊断**

AUB-O 诊治的核心是明确诊断。需结合病史、查体、辅助检查，排除导致 AUB 的其他可能病因。病史方面，应详细询问出血史，至少记录近 3 次的子宫出血情况，询问既往检查的发现，包括是否有“PALM”的证据（B 超、MRI 或病理检查）等。通过体格检查（全身查体联合妇科检查），以及辅助检查，如血常规、基础体温测定及估计下次月经前 5~9 天（相当于黄体中期）的血孕酮水平测定，有条件时应在早卵泡期测定血 LH、FSH、催乳素、雌二醇、睾酮、促甲状腺素水平，以了解无排卵的病因。

**4. 治疗**

治疗原则：急性出血期维持一般状况和生命体征，积极采用支持疗法（输液、输血），尽快止血并纠正贫血；血止后调整周期，预防子宫内膜增生和 AUB 复发。止血的方法包括孕激素内膜脱落法、大剂量短效复方口服避孕药、高效合成孕激素内膜萎缩法和诊刮。不建议在急性 AUB 止血期常规使用大剂量雌激素内膜修复法。辅助止血的药物有氨甲环酸等。调整周期的方法主要有孕激素定期撤退法（推荐使用对 HPO 轴无抑制或抑制较轻的天然孕激素或地屈孕酮）、短效 COC、左炔诺孕酮宫内缓释系统、促排卵和雌孕激素序贯治疗。对于难治的、无生育要求的患者，可考虑子宫全切除术，不推荐子宫内膜切除术。

## 三、中医病机溯源

崩漏，自古以来都是中医妇科的难治病。“崩”者，源于《素问·阴阳别论》“阴虚阳搏谓之崩”。王冰为其注释曰：“阴脉不足，阳脉盛搏，则内崩而血流下。”“漏”者源于“漏下”，首见于张仲景《金匮要略·妇人杂病脉证并治》：“妇人陷经漏下，黑不解，胶姜汤主之。”《诸病源候论》归纳其病机为“冲任之脉虚损，不能约制其经血，故血非时而下，淋漓成漏也”。宋以后相关病名繁多，如“崩下”“崩血”“经漏”“崩淋”等，现代中医学以“崩漏”概括之。金元以前医家对于崩漏病机的论述，主要循《内经》及《诸病源候论》之说，即阴虚阳搏及脏腑损伤，冲任虚损。《景岳全书·妇人规》中说：“五脏皆有阴虚，五脏皆有阳搏。故病阴虚者，单以脏气受伤，血因之而失守也，病阳搏者，兼以火居阴分，血得热而妄行也。”似能将以上两种病机合二为一，即五脏中任何一脏虚损，均可致阴血不足；外邪、内伤诸因素引起火热偏亢，寄居于任一脏腑，均能迫血妄行。特别是与妇科疾病关系最密切的肝、脾、肾三脏之损伤，可导致冲任失司，血海蓄溢失常。如肝病不能藏血，脾虚不能摄血，肾阴虚不能镇守胞络相火，肾阳虚失于固摄，心肝火旺破血妄行等。此外，《诸病源候论》又提出了因瘀致崩的病机，即“崩而内有瘀血，故时崩时止，淋漓不断”。明清医家则更加重视对血瘀病机的阐述。《陈素庵妇科补解》有云“有瘀血久留胞门而忽然崩者”，《女科正宗》中云“有污血阻碍，不得归经而下者”。可见，崩漏的病机不外阴虚阳搏、脏腑损伤、瘀血阻滞，三者又常常相兼致病。

## 四、临证思辨

崩中漏下血妄行，
化瘀止血方能停。
待到血止病已过，
仍需调经以生新。

金师在临证中发现，育龄期女性崩中少见，漏下多见；青春期及绝经过渡期患者虽多见崩中，更常伴漏下。崩中治疗以止血为要，但需慎用固涩之剂。《妇人大全良方》云："血崩乃经脉错乱，不循故道，淖溢妄行，一二日不止，便有结瘀之血，凝成窠臼；更以药涩住，转见增剧。"故出血期不可过用止血，应多通因通用，以化瘀为先，瘀血化而内膜生，内膜生则血自止。否则非但不能收血止之效，反可见经血骤增如泉。化瘀止血，金师最喜用三七。清代医家黄元御在《玉楸药解》中说三七"和营止血，通脉行瘀，行瘀血而敛新血。凡产后、经期、跌打、痈肿，一切瘀血皆破；凡吐衄、崩漏、刀伤、箭射，一切新血皆止"。然三七味甘、微苦，性温，《得配本草》云："血虚吐衄，血热妄行者禁用。"用时可配伍益母草，味苦、辛，性微寒。益母草"行血养血，行血而不伤新血，养血而不滞瘀血"，配伍三七粉使用，药性平和。

崩漏病机复杂，化瘀之法亦不可单用，需结合患者年龄特点审查病因。青春期患者，肾气未充，肾中阴阳不足，血海失于封藏固摄，且阳气偏亢，血海易生波澜，故青春期崩漏的止血治疗，应侧重化瘀清热、调补阴阳。金师喜用地骨皮、青蒿清阴分虚热，用瞿麦、泽泻、茵陈、金银花等清热利湿，清化气分实热；再用五子衍宗化裁，补肾益精，其中多用枸杞子养肾阴，覆盆子、菟丝子补肾阳、固精关，三子同用，补而不腻。绝经过渡期患者，多肾阴亏虚，相火妄动而引起出血，故治疗重在清热育阴、化瘀止血。《本经逢原》中云寒水石“治心肾积热之上药……身热皮中如火烧，咸能降火也”。围绝经期患者出血量多时，金师常用寒水石清泻相火。然《景岳全书》有云“人之大宝，只此一息真阳”，故寒水石用量不能过多，以10g为宜，用时不可过长，以血减为度。滋阴首选二至，女贞子配旱莲草，既能滋补肝肾之阴，又可凉血止血。此外，育龄期及绝经过渡期患者之崩中，多反复发作，难以治愈。B超检查常提示子宫内膜厚者，需考虑内伤外感，化生痰浊，痰瘀互结，阻滞胞宫，故痰不化则瘀难通。当重视化痰散结与活血化瘀并举。金师常用夏枯草配伍浙贝母，清热解毒、化痰散结。此外，善用生牡蛎，既能软坚散结，又有潜阳补阴、收敛固涩之功，尤其适用于绝经过渡期子宫出血量多的患者。

出血症状减轻后则更应重视调整月经周期，此时应以调节脏腑功能、调补冲任为主要治疗大法，肝、脾、肾同调，根据患者体质及辨证不同，各有侧重。健脾可用炒白术配伍茯苓，又可加白扁豆、荷叶、茵陈等化湿浊。调肝可用白芍配伍郁金，阴血不足则加玉竹、石斛滋养阴血。阴血不亏，气机阻滞则用香附、陈皮、桂枝疏肝理气。补肾或用川断、杜仲平补肾阳，或加巴戟天、淫羊藿温肾助阳；或用女贞子、枸杞子滋补肾阴，或用熟地、黄精填精养血；用药平和，徐徐图之。又不可忘，凡出血者，气虚血热的病机常潜藏在内，气虚者用生黄芪、太子参等益气固冲，血热者用地骨皮、青蒿等预清其热。

## 五、验案举隅

**案一：**

王某，女，16岁。初诊：2017年1月24日。

主诉：月经周期紊乱2年，阴道不规则出血2个月。

患者14岁月经初潮，月经周期不规律4～10天/2～3个月，近2个月月经半月一行，带经7～8天，量多，色鲜红，有血块，无痛经。前次月经2017年1月5日，末次月经1月21日。现月经第4天，量多，常觉腰酸，偶有胃部隐痛，无反酸，面部痤疮，以下颌部为多，大便偏干，日一行，纳眠可，舌红，苔薄腻而黄，脉细滑。B超：子宫5.4cm×4.0cm×4.9cm，内膜2.0cm，右卵巢2.8cm×1.7cm，左卵巢3.9cm×1.9cm，双侧卵巢多卵泡改变。

西医诊断：排卵障碍型异常子宫出血。

中医诊断：崩漏（肾虚血瘀）。

处方：三七粉3g，益母草15g，茜草炭10g，当归12g，赤芍15g，白芍15g，地骨皮10g，郁金6g，金银花12g，瞿麦6g，枸杞子15g，女贞子15g，覆盆子10g，旱莲草10g，蛇床子5g，茯苓15g，炒白术15g，荷叶10g，玉蝴蝶6g，生甘草5g。14剂水煎服，每日1剂。

二诊：2017年2月9日。服药后经量减少，带经8天。现月经周期第20天，胃部不适症状明显好转，面部痤疮较前减少。无阴道出血，纳眠可，二便调。舌淡红，苔薄白，脉细滑。性激素：FSH 5.24 mIU/mL，LH 4.3 mIU/mL，$E_2$ 44.16 pg/mL，T 30.82 ng/dL，PRL 281.3 μIU/mL，P 1.07 ng/mL。

处方：菟丝子15g，女贞子12g，覆盆子10g，巴戟天6g，当归10g，赤芍12g，白芍12g，石斛15g，三七粉3g，益母草15g，茯苓15g，炒白术15g，泽泻10g，郁金6g，金银花12g，连翘10g，百部6g。14剂水煎服，每日1剂。

三诊：2017年3月6日。患者于2月16日月经来潮，月经周期26天，行经10天，经量较前明显减少，色暗红，无血块，无痛经。现月经周期第19天，面部痤疮明显，纳眠可，二便调。舌淡胖，苔薄白而干，脉细滑。BBT双相。

处方：枸杞子15g，菟丝子15g，桑寄生15g，黄精15g，北沙参15g，炒白术15g，茯苓15g，生甘草5g，荷叶10g，陈皮6g，泽兰10g，红藤15g，丹皮10g，郁金6g，车前子10g，丝瓜络15g，玉蝴蝶6g，夏枯草10g，浙贝母10g，金银花6g。14剂水煎服，每日1剂。

四诊：2017年3月16日。患者于3月10日月经来潮，周期22天，行经6天，现月经已净，经量适中，色暗红，无血块及痛经。近4天稍觉恶寒，鼻塞，流黄涕，咳嗽痰多，色白易咯出，面部痤疮较前减轻。舌红，苔白略干，脉细而浮。

处方：菟丝子15g，枸杞子15g，沙苑子10g，桑椹子10g，覆盆子10g，茯苓15g，炒白术15g，三七粉3g，茜草炭10g，青蒿6g，生甘草5g，苏叶6g，金银花15g，连翘10g，橘红10g，玉蝴蝶6g，川贝母6g，杏仁6g。7剂水煎服，每日1剂。

五诊：2017年4月10日。患者于4月1日月经来潮，周期22天，行经8天，经量略多，色鲜红，有血块，无痛经。现月经周期第10天，面部仍可见少量痤疮，散布于下颌部，无明显不适，纳眠可，二便调。舌淡红，苔薄白，脉细滑。

处方：菟丝子15g，女贞子12g，覆盆子10g，枸杞子12g，地骨皮10g，玉竹10g，百合10g，白芍12g，荷叶10g，茯苓12g，炒白术15g，槐花5g，三七粉3g，益母草12g，茜草炭10g，玉蝴蝶6g，金银花12g，生甘草5g。

六诊：2017年5月8日。患者于4月28日月经来潮，周期27天，行经7天，经量适中，色暗红，有小血块，无痛经。现月经周期第11天，面部痤疮已明显好转，无明显不适，纳眠可，二便调。舌淡红，苔薄白，脉细滑。

处方：菟丝子15g，女贞子12g，枸杞子15g，桑寄生15g，当归10g，生杜仲10g，黄精15g，茯苓15g，炒白术15g，百部6g，北沙参15g，玉竹10g，丹皮10g，三七粉3g，益母草15g，金银花12g，玉蝴蝶6g，鸡内金6g。14剂水煎服，每日1剂。

七诊：2017年6月6日。患者于5月29日月经来潮，周期31天，行经7天，经量适中，色暗红，有小血块，无痛经。面部痤疮于经前明显，纳眠可，二便调。舌红，苔薄白，脉细滑。

处方：菟丝子15g，女贞子12g，枸杞子15g，川断10g，当归10g，赤芍15g，白芍15g，丹皮10g，三七粉3g，金银花12g，红藤15g，地骨皮10g，旱莲草10g，茵陈10g，玉蝴蝶6g，茯苓15g，炒白术15g，北沙参15g。14剂水煎服，每日1剂。

按语：患者初诊时月经量多，且脉有滑象，知其血难以速止，不可一味固涩。患者青春年少，肾中阴阳均未充盛，且体质偏于阳盛，故治疗当辅以清热、益肾，以求恢复正常月经周期。故方用三七粉、益母草、茜草炭、赤芍，化瘀止血，当归、白芍养血调经；地骨皮、郁金清血热，金银花、瞿麦清气热；枸杞子、女贞子、旱莲草滋肝肾之阴而不困脾，覆盆子、蛇床子补肾中之阳而不助热；另有瞿麦、茯苓、炒白术、荷叶健脾化湿清热以疗脾胃不适，玉蝴蝶清肺胃热盛以疗面部痤疮。患者服药后每月皆能月经来潮，但月经周期略短，考虑其仍为阴血不足，阳气偏盛，加之久病瘀血难以速化，故后续治疗仍以滋阴清热、活血化瘀为主。三诊时，患者面部痤疮明显，故用金银花、玉蝴蝶清肺胃热盛，夏枯草、浙贝母软坚散结，车前子、丝瓜络化湿通络。以滋阴清热、活血化瘀为主，前后调理四个月，患者终能规律行经。

**案二：**

王某，女，32岁。初诊：2016年8月15日。

主诉：阴道不规则流血半年。

患者既往月经周期规律6/（28～30）天，量色均正常。2016年1月7日起出现阴道不规则流血，量少而淋漓不尽，至2月初方止。后于外院治疗，给予地屈孕酮联合中药调经治疗，分别于2月26日、4月1日、5月25日月经来潮，量色同前。6月26日起再次出现不规则阴道流血，量少，色红，持续至8月6日方净。现无阴道出血，无腹痛，小腹偶觉坠胀不适，口气较重，纳眠可，二便调。舌暗胖，有瘀斑，苔薄黄，脉弦滑。否认性生活史。8月9日B超：子宫6.4cm×5.2cm×5.1cm，内膜1.6cm，左卵巢内可见3.1cm×2.1cm无回声区。

西医诊断：排卵障碍型异常子宫出血。

中医诊断：崩漏（痰瘀互结）。

处方：川断15g，桑寄生15g，夏枯草10g，浙贝母10g，茯苓15g，泽泻10g，茵陈10g，月季花6g，钩藤15g，丹参15g，泽兰10g，苏木10g，桂枝6g，枳壳12g，广木香6g，香附10g，旋覆花10g，金银花15g。7剂水煎服，每日1剂。

二诊：2016年9月19日。患者服上方7剂，因工作繁忙未能来诊。服药后再次出现阴道不规则出血，量不多，色红，淋漓不尽，持续至今，3日前阴道出血量较前略增多，平素有小腹坠胀感，无腰酸，无心悸头晕，纳眠可，二便调，舌淡胖，有瘀斑，苔薄白，脉细滑。

处方：女贞子15g，覆盆子10g，地骨皮10g，椿根白皮6g，丹皮10g，白芍12g，三七粉3g，茜草炭10g，藕节10g，旱莲草10g，鱼腥草10g，陈皮6g，阿胶10g，益母草15g，金银花12g，生甘草5g。14剂水煎服，每日1剂。

三诊：2016年10月11日。患者服药3剂阴道出血净，10月2日月经来潮，行经9日，量多，色红，无血块，无痛经。现为月经周期第10天，无腹痛及阴道出血，无明显不适，纳眠可，二便调，舌质暗，有瘀斑，苔薄白，脉细滑。性激素（2016年10月11日）：FSH 5.61 mIU/mL，LH 1.53 mIU/mL，$E_2$ 11.69 pg/mL，PRL 387.1 μIU/mL，T 10.04 ng/dL，P 0.21 ng/mL。

处方：女贞子15g，枸杞子15g，桑椹15g，桑寄生15g，夏枯草10g，川贝母6g，桔梗10g，丝瓜络15g，薏苡仁15g，桑枝10g，三七粉6g，苏木10g，益母草15g，白芍15g，陈皮6g，茯苓15g，金银花15g，马齿苋10g。14剂水煎服，每日1剂。

四诊：2016年11月1日。患者现月经周期第31天，本周期至今无异常阴道出血，无明显不适症状，纳眠可，二便调。舌淡略暗，有瘀斑，苔薄白，脉滑。

处方：川断15g，桑寄生15g，枸杞子15g，夏枯草10g，浙贝母10g，丹参15g，川芎6g，炒蒲黄10g，茯苓15g，泽泻10g，月季花6g，生杜仲10g，益母草15g，当归10g，香附6g，金银花12g。4剂水煎服，每日1剂，经期停服。（处方一）

女贞子15g，枸杞子15g，覆盆子10g，生地15g，地骨皮10g，三七粉3g，益母草10g，藕节10g，白茅根10g，大小蓟各15g，白芍15g，旱莲草10g，郁金6g，生甘草5g，金银花15g，阿胶10g，茯苓15g，白术15g。10剂水煎服（自月经第4天开始），每日1剂。（处方二）

五诊：2016年11月28日。患者服11月1日处方一4剂，月经未来潮，遂又服用该方7剂，于11月12日月经来潮，月经周期41天，行经6天，经量适中，经色鲜红，有血块，经期小腹坠胀。现为月经周期第17天，无明显不适，纳眠可，二便调。舌质淡红，苔薄白，脉细滑。

处方：川断15g，桑寄生15g，蛇床子5g，鹿角霜10g，夏枯草10g，浙贝母10g，冬瓜皮10g，桂枝6g，丹参15g，三七粉6g，乌药6g，香附6g，陈皮6g，白术15g，茯苓15g，郁金6g。14剂水煎服。

按语：初诊时患者虽阴道出血干净未足10日，但其脉弦滑，B超提示子宫内膜厚1.6cm，知其出血不可避免，故顺势而为，方用月季花、钩藤、丹参、泽兰、苏木、桂枝、枳壳、木香、香附，理气活血、祛瘀生新。然既往阴道出血淋漓不尽，子宫内膜偏厚，虑其乃痰瘀互结，故用夏枯草、浙贝母合茯苓、泽泻利湿化痰，痰湿得化，瘀血才能速行。患者苔黄，且口气较重，故加用旋覆花、金银花清热降逆。二诊时，患者阴道出血有月余，虽继续使用化瘀止血之法，但恐出血日久，伤及根本，故加用藕节、椿根白皮清热止血，阿胶养血止血。阴道出血日久，恐血室空虚，易染外邪，故用鱼腥草、金银花清热抵御外邪。三诊时经血已能自止，说明前方治疗奏效，效不更法，继续给予理气活血、利湿化痰治疗，同时配合川断、桑寄生、枸杞子、女贞子等药调补肾中阴阳。

**案三：**

邬某，女，45岁。初诊：2017年2月28日。

主诉：发现子宫内膜异常3个月，不规则阴道出血17天。

患者2016年11月因“停经45天”行B超检查提示：子宫内膜厚1.25cm，并多发无回声区。于我院口服中药治疗21天，于2016年12月16日月经来潮，带经10天。2017年1月6日出现不规则阴道出血，淋漓不尽，1月21日于协和医院行诊刮术，术后病理提示：不规则增殖期内膜。2月12日再次出现不规则阴道出血，似月经量，持续至今，现阴道出血量较前略少，无腹痛，疲乏无力，失眠多梦，余无不适，纳食、二便正常。舌淡，苔薄白，脉滑。B超（2017年2月27日）：子宫4.4cm×4.8cm×4.0cm，肌层回声不均；子宫内膜厚1.2cm，回声不均匀，内可见数个不规则无回声区；左卵巢囊肿3.5cm×2.8cm×2.8cm。性激素（2017年1月9日）：FSH 2.97 mIU/mL，LH 2.22 mIU/mL，$E_2$ 221 pmol/mL，PRL 8.35 ng/mL，T 0.12 ng/mL，P 0.13 ng/mL。

西医诊断：排卵障碍型异常子宫出血。

中医诊断：崩漏。

处方：夏枯草10g，浙贝母10g，生牡蛎20g，连翘10g，寒水石10g，苦丁茶3g，金银花12g，马齿苋10g，三七粉3g，侧柏炭10g，茜草炭10g，莲须6g，白芍12g，生甘草5g，红芪20g，人参叶6g。7剂水煎服，每日1剂。另地屈孕酮10mg，每日两次，连服10天，口服。

二诊：2017年3月13日。患者服药2天后，阴道流血停止。3月8日再次出现阴道出血，似月经量，持续至今，今日出血量骤增，大于月经量，色红，无血块，小腹坠胀不适，失眠多梦，纳食、二便可。舌淡红，苔薄白，脉滑。

处方：女贞子15g，覆盆子10g，地骨皮10g，椿根白皮6g，旱莲草10g，炒白芍15g，莲须6g，侧柏炭10g，茜草炭10g，三七粉3g，益母草15g，白茅根10g，大小蓟各10g，生甘草5g，青蒿6g，阿胶珠12g。7剂水煎服，每日1剂。另口服炔诺酮5mg，每6小时一次。

三诊：2017年3月20日。患者服药后，3月16日阴道出血停止。现时觉头晕，小腹坠胀，疲劳乏力，乳房胀痛，大便质稀，纳眠可。舌暗红，苔薄白，脉细滑。B超（3月20日）：子宫5.2cm×5.4cm×4.9cm，子宫前壁可见1.7cm×0.9cm低回声区；子宫内膜0.65cm，内可见0.4cm×0.4cm中等回声区；左卵巢可见2.1cm×1.4cm无回声区。

处方：太子参15g，炒白术15g，茯苓15g，山药15g，当归10g，白芍12g，阿胶珠15g，女贞子15g，覆盆子10g，莲须6g，三七粉3g，卷柏6g，旱莲草10g，侧柏炭

10g，寒水石10g，地骨皮10g，金银花12g，红芪20g。7剂水煎服，每日1剂。另炔诺酮3.75mg，每8小时一次，口服。

四诊：2017年3月28日。患者于3月20日起每3天炔诺酮减量1/3，现减至2.5mg，每天两次。3月16日至今无阴道出血，头晕、小腹不适、疲乏症状均好转，现无明显不适，纳眠可，二便调。舌暗红，苔薄白，脉细。

处方：太子参15g，炒白术15g，山药15g，红芪20g，白芍15g，阿胶珠12g，龙眼肉10g，人参叶6g，女贞子12g，覆盆子10g，槐花5g，旱莲草10g，三七粉3g，金银花12g，莲须10g，益母草15g，郁金6g，生甘草5g。7剂水煎服，每日1剂。嘱其停服炔诺酮。

五诊：2017年4月10日。患者于4月1日月经来潮，带经5天，经量偏多，色红，无血块。偶有头晕，无心悸气短，纳眠二便皆佳，舌淡红，苔薄白，脉细。

处方：太子参15g，炒白术15g，山药15g，茯苓15g，菟丝子15g，女贞子15g，覆盆子10g，地骨皮10g，丹皮10g，三七粉3g，白芍15g，茜草炭10g，金银花15g，红芪20g，旱莲草10g。14剂，水煎服，每日1剂。另服炔诺酮片1.875mg，每天两次，连服17天。

六诊：2017年4月25日。患者现为月经周期第25天，无阴道出血，头晕症状缓解，纳眠可，二便调。舌淡红，苔薄白，脉略滑。

太子参15g，炒白术15g，山药12g，红芪20g，玉竹10g，莲须6g，白芍12g，三七粉3g，女贞子15g，枸杞子15g，人参叶6g，益母草15g，侧柏炭10g，阿胶珠12g，鱼腥草10g，马齿苋10g，旱莲草10g，生甘草5g。7剂水煎服，每日1剂。

七诊：2017年5月9日。患者于4月29日月经来潮，带经5天，前两天月经量多，有血块，无痛经，现月经周期第11天，无不适，纳眠可，二便调，舌淡暗，苔薄白，脉细。B超（2017年5月8日）：子宫5.5cm×5.4cm×4.5cm，子宫前壁肌层可见0.9cm×0.6cm低回声区；子宫内膜厚0.6cm；双侧附件区未见明确囊实性包块，盆腔积液1.8cm。

处方：太子参15g，炒白术15g，山药15g，玉竹10g，荷叶10g，生牡蛎15g，夏枯草10g，浙贝母10g，人参叶6g，红芪10g，山慈菇10g，丹皮10g，三七粉3g，益母草15g，苦丁茶2g，金银花15g，旱莲草12g，女贞子12g。7剂水煎服，每日1剂。另服炔诺酮片1.25mg，每天两次，连服22天，口服。

按语：患者于诊刮术后20余日，再次出现不规则阴道出血，出血超过两周仍未见明显减少，脉滑，B超提示子宫内膜厚1.2cm，故知其冲任血海不宁，需大清其热，化瘀止血。方用寒水石、苦丁茶、金银花、马齿苋、连翘清热凉血以宁血；三七粉、侧柏炭、茜草炭、莲须清热化瘀以止血；夏枯草、浙贝母、生牡蛎化痰散结以通络；白芍、红芪、人参叶益气扶正且不助热。其中寒水石味咸，性寒，归肾经，可清肾经邪热，用于治疗肾中相火妄动所致的出血症。但患者年近半百，肾中阳气已亏，不可过用寒凉，故血止后应立即停用。苦丁茶味甘、苦，性寒，可“绝孕”“凉子宫”，金师常用其治疗子宫内膜病变导致的异常子宫出血。患者服药后血止，5日后再次阴道大量出血，然大剂量清热药不敢再用，恐过伤其阳气，故加用性激素止血，中药仍以滋阴清热、化瘀止血立法处方。患者三诊时，阴道出血已得到控制，此时则清热化瘀以安血海，健脾益气以充化源，此时仍需谨记“阴虚阳搏”乃崩漏的基本病机，用药必求平和，勿过温燥，使气血得以化生，血海未起波澜。

**案四：**

王某，女，37岁。初诊：2017年7月17日。

主诉：经前阴道出血2年，加重4个月。

患者既往月经周期规律5/28天，近两年无明显诱因出现经前一周阴道淋漓出血，量少，色红。曾间断服用中药或人工周期治疗，效果不显。近4个月不规则阴道出血症状加重。3月14日起少量阴道出血，持续不断，至4月6日出血量多，月经来潮，带经5天，量同前。5月6日再次出现少量阴道出血，淋漓不尽，至6月13日月经来潮，带经5天。7月10日起再次出现少量阴道出血，7月12日出血量多，色鲜红，月经来潮，带经4天。现为月经周期第6天，腰酸、乏力明显，余无不适，纳眠二便皆可。舌淡红，苔薄白，脉细。

G2P1，2005年行人工流产1次，2006年顺产。

西医诊断：黄体功能不全。

中医诊断：经期延长。

处方：女贞子15g，覆盆子10g，旱莲草10g，茯苓15g，炒白术15g，陈皮6g，赤芍12g，白芍12g，丹皮10g，三七粉6g，茜草炭10g，藕节10g，地骨皮10g，金银花12g，连翘10g，马齿苋10g，夏枯草10g，浙贝母10g，生甘草5g。14剂水煎服，每日1剂。

二诊：2017 年 7 月 31 日。现为月经周期第 20 天，无阴道出血，腰酸、乏力均明显减轻，无明显不适，纳眠可，二便调。舌淡红，苔薄白，脉细滑。

处方：上方去生甘草、连翘、藕节加滇鸡血藤 15g，益母草 15g，红芪 20g。14 剂水煎服，每日 1 剂。

三诊：2017 年 9 月 4 日。患者因工作繁忙未及时就诊，自行服用 7 月 31 日方 7 剂。分别于 8 月 2 日、8 月 26 日月经来潮，带经 4 ~ 5 天，经量较前减少，无经前阴道出血。现为月经周期第 10 天，纳眠可，二便调。舌淡略暗，苔薄白，脉细。性激素（8 月 3 日）：FSH 8.17 mIU/mL，LH 1.55 mIU/mL，$E_2$ 51.6 pg/mL，T 44.48 ng/dL，PRL：235.8μIU/mL，P 1.09 ng/mL。

处方：太子参 15g，白术 15g，山药 15g，茯苓 15g，红芪 20g，阿胶珠 12g，石斛 15g，覆盆子 10g，桑寄生 15g，菟丝子 15g，滇鸡血藤 15g，三七粉 3g，益母草 15g，郁金 6g，白梅花 10g，远志 6g。30 剂水煎服，每日 1 剂。

按语：患者既往有经前一周出现不规则阴道出血，近 4 个月加重，表现为月经周期后错，经前 20 ~ 30 天阴道出血淋漓不尽，且伴随腰酸、乏力等症状，考虑脾肾气虚，失于固摄。然其末次月经出血量多，色鲜红，血海必有伏热。故经后治疗应先化其瘀、清其热，以防本周期漏下再发。患者三诊时已无经前阴道出血，但月经周期略短，故后续治疗以益气健脾、补肾调经为主。

## 六、要义点睛

崩漏一病，气虚、血热、血瘀病机切不可忘，初病血热多见，继而瘀热互结，久病则三者混而致病，临证需精究病因，详查病机。切记见血休止血，根据患者脉象结合妇科 B 超判断出血趋势，因势利导，祛瘀生新，同时依据病机，或清热，或调补，防止化瘀药使用后出血加重。调整周期治疗，用药平和，不可贪一时之功，应知阴虚阳搏方能致崩，阴阳调和，则任通冲盛，经行以期。

# 多囊卵巢综合征

## 一、概述

多囊卵巢综合征（polycystic ovary syndrome，PCOS）是育龄妇女最常见的内分泌及代谢紊乱性疾病之一，也是引起女性排卵障碍型不孕的主要原因。目前，我国女性PCOS的患病率为6.5% ~ 8%。口服避孕药目前已作为一种可长期应用的口服治疗方案，主要治疗目的是保护子宫内膜、调整月经周期，改善高雄激素水平导致的多毛和痤疮。但停药后患者常常难以维持用药时的月经周期，甚至出现月经稀发、闭经的临床表现。此外，有研究认为口服避孕药可能会出现体重增加、性欲减退、情绪异常和消化道的症状。对于有生育要求的患者以促排卵药物治疗为主，但存在卵巢高反应、卵巢过度刺激综合征的风险。对于胰岛素抵抗的患者，主要采用二甲双胍作为胰岛素增敏剂。目前，FDA认为在孕期应用二甲双胍是安全的（B类），但我国药典认为此类胰岛素增敏剂均为孕期禁用药物。因此，临床应用需认真筛选适用人群。近年来，中医药在治疗女性生殖内分泌疾病方面积累了一定的经验。

## 二、西医诊疗精述

### 1. 病因病理

多囊卵巢综合征（PCOS）是以稀发排卵或无排卵、高雄激素血症或胰岛素抵抗、多囊卵巢为特征的内分泌紊乱症候群，也是妇科常见病。以往将此综合征定义为肥胖、多毛、闭经、不孕。病理上双侧或单侧卵巢多数较正常增大，多为结节状，且表面光滑，包膜增厚与硬化，色灰发亮。腹腔镜下见膜下有多个滤泡，直径数毫米到1cm，呈珍珠串样，但无成熟卵泡生长，故无排卵；由于无排卵，子宫内膜只呈现增生期改变，即使月经期及其前后，子宫内膜仍无分泌期表现。若雌激素量多时，可使子宫内膜增生过长；若雌激素长期刺激而无孕激素对抗时，则有导致子宫内膜癌的可能。

**2. 临床表现**

PCOS患者常表现为月经稀发、月经量少渐致闭经，还有些患者或月经量多，或崩漏与闭经相间出现。由于雄激素水平升高常伴有多毛，以乳头旁、阴部、腋下、口角上唇等处为主。或婚久不孕、自然流产、肥胖，或油脂性皮肤、痤疮，或出现黑棘皮症。

**3. 诊断**

PCOS的诊断目前采用2003年欧洲人类生殖协会和美国生殖医学协会（ESHRE/ASRM）共同推荐的鹿特丹标准：①临床出现持续无排卵或偶发排卵，表现为月经稀发；②临床和（或）生化指标提示存在高雄激素血症，并排除其他可能导致高雄激素的原因；③卵巢呈多囊样改变。符合上述三项中的两项者即可诊断为PCOS。并排除其他原因引起的持续无排卵、高雄激素症包括皮质醇增多症、库欣综合征、卵巢分泌雄激素的肿瘤等。

在对患者进行全身体格检查的基础上，应重点测量身体质量指数（BMI）、腰臀（WHR）及体征评分（如Ferriman Gallwey多毛评分、黑棘皮症评分）。参照 WHO 2000 年国际肥胖特别工作组提出的亚太地区标准，BMI ≥ 25 为肥胖，WHR ≥ 0.85 为腹部型肥胖。Ferriman Gallwey 多毛评分 9 个部位的总分大于 6，则提示毛发过多。黑棘皮症的诊断及分类标准如下：0：无黑棘皮症；1+：颈部和腋窝有细小的疣状斑块，伴有或不伴有受累皮肤色素沉着；2+：颈部和腋窝有粗糙的疣状斑块，伴有或不伴有受累皮肤色素沉着；3+：颈部、腋窝及躯干有粗糙的疣状斑块。

#### 4. 治疗

对于青少年及非育龄期女性，治疗以一般处理和口服降低高雄激素血症的药物为主。一般处理包括饮食调节和控制体重，中西医的治疗方案均以此为基础。口服避孕药目前已作为一种可长期应用的口服治疗方案，主要治疗目的是调整月经周期，保护子宫内膜，改善高雄激素水平导致的多毛和痤疮。

对于有生育要求的患者以促排卵药物治疗为主。来曲唑（letrozole）可作为 PCOS 诱导排卵的一线用药，并可用于枸橼酸氯米酚（clomiphene citrate，CC）抵抗或失败患者的治疗（枸橼酸氯米酚为 PCOS 诱导排卵的传统一线用药，从自然月经或撤退性出血的第 2~5 天开始，每天 50 ~ 150mg，共 5 天），从自然月经或撤退性出血的第 2~5 天开始，每天 2.5 ~ 7.5mg，共 5 天。单独 CC 用药建议不超过 6 个周期。

对于胰岛素抵抗的患者，主要采用二甲双胍作为胰岛素增敏剂。

## 三、中医病机溯源

中医虽无 PCOS 之病名，但究其病症，与中医之“月经后期”“闭经”“月经量少”“无子”皆有共通之处。《医碥》记载：“痰积久聚多，随脾胃之气以四溢，则流溢于肠胃之间，躯壳之内，经络为之壅塞，皮肉为之麻木，甚至结成窠囊，牢不可破，其患者不一矣。”其中的“窠囊”正如多囊卵巢改变。《女科经论》记载：“肥白妇人不能成胎者……有痰饮、积血、脂膜，为实邪有余之病也。”揭示了窠囊产生的病机，金哲教授以此为基础，创立“痰瘀微环境”学说，认为 PCOS 患者以“痰瘀互阻”为多，痰瘀邪气相互蕴藉，致使盆腔微环境变化，产生“痰瘀微环境”，而其肥脂，亦可加重痰瘀，且能阻隔正气，致使恢复受阻。因此本病以痰湿、血瘀为根，脾、肾、肝阴阳失调为基，共同影响了 PCOS 发生和发展。

## 四、临证思辨

多囊多湿多痰瘀，
困脾耗肾精血虚。
化痰利湿除窠囊，
调经种子病邪祛。

金哲教授运用“三期论治”“痰瘀微环境”的学术观点，从中西医结合的角度为中医药治疗 PCOS 提供了思路。其有效避免了长期口服避孕药带来的副作用，如体重增加、性欲减退、情绪异常和胃肠消化道的症状等；降低了有生育要求的患者单一使用促排卵药物所致的风险，如卵巢高反应、卵巢过度刺激综合征等。

### 1. 从中西医结合角度探讨，辨病与辨证相结合

PCOS 是一种病因不明、发病机制不清的多系统慢性内分

泌紊乱性疾病。PCOS 病程长，常始于青春期，至育龄期可严重影响生殖功能，甚至可能导致子宫内膜增生、子宫内膜癌的发生。到中老年则可能出现因长期代谢障碍导致的糖尿病、脂代谢异常、心血管疾病，严重影响女性的健康和生活质量。因此，PCOS 不仅是妇科范畴的常见疑难疾病，更是超越了妇科范畴的一种多学科疾病。金哲教授在多年的临床中体会到，本病病机复杂，具有多病多症的临床表现，故提出临证时首先要通过询问病史、体格检查和必要的辅助检查，结合 2003 年欧洲人类生殖协会和美国生殖医学协会（ESHRE/ASRM）共同推荐的鹿特丹标准，明确诊断，避免治疗时以“次病”为“主病”，而致“舍本逐末”之误。

辨病清楚后进行辨证，辨证分三个层次：首先，应根据 PCOS 的病因病机特点，健脾以祛除痰湿，益肾以调和冲任，疏肝以散结活血、化痰湿、散癥瘕以除“窠囊”，使卵巢荣养，氤氲可行；其次，按照月经病的辨证要点，结合月经周期性阴阳消长的特点，与月经的期、量、色、质加以结合辨证，区分虚实、寒热，使血海蓄溢有常，天癸盈满有度，胞宫藏泻有时，经血按时而下；最后，综合患者全身情况，平调阴阳寒热、表里虚实，适当兼顾他证，以求病去症消，精神乃治。

**2. 火热兼证与高雄激素血症**

PCOS 的高雄激素血症患者多有面部、背部痤疮的症状，辅助检查表现为高雄激素血症。痤疮属“疮疡”范畴，《素问·生气通天论》提出“劳汗当风，寒薄为皶，郁乃痤”，即汗出后玄府开阖失司，机体阳气外泄，风邪兼寒邪湿邪，侵袭体表郁滞肌肤，严重时郁而化热，热入营分，热盛肉腐，酿液为脓、疮。PCOS 患者素体阳虚而生痰凝，具备生疮疡的病理基础，痰凝与郁热交织郁结，发于面颊，单一应用清热之品常效果不佳。因此临证时应在月经“三期论治”的基础上适当加入有清热作用的花类药物，如金银花、玉蝴蝶、绿萼梅等，以求解郁清热、消疮散郁。但应注意的是，中医药治疗 PCOS 的高雄激素血症，并非以“疮疡”所反映之“症”为治疗目的和用药方向，而是以疾病的病因病机所反映之“证”为治疗方向，治疗目的是恢复患者排卵功能，使月经规律来潮以改善 PCOS 的全身症状，即“病去则症自治”。

**3. 阴阳学说与“三期论治”**

PCOS 患者常持续处于月经后期阶段，因此如何把握此阶段，积极进行治疗尤为重要。经后期为阴长阳消期，因为阴主静，所以阴长的运动虽有长的变化，但表现缓慢。金哲教授临床将经后期分为经后初期（胞宫空虚，阴长不显，恢复为主）、经后中期（阴长阳消，阴长趋势渐旺）、经后末期（阴长阳消，阴阳运动剧烈），进行“三期论治”。

（1）经后初期

此期因阳气仍较旺盛，阴长之势不足，且胞宫空虚，此期以恢复阴血为主。又因“静能生水”，此期在治疗时尽量避免使用祛痰化湿的药物以免损伤阴血，用药以滋补肝肾之阴为主。

（2）经后中期

此期阴长阳消之势逐渐明显，即“静中有动”，PCOS 患者此期持续时间较长，因此是治疗本病最为重要的时期，要“阴阳并治”。其中，治阴有三要：①补阴为先：补阴为滋补肝肾之阴，从脏腑根本治疗 PCOS；②化痰为次：从疾病的特殊病理表现入手，改善卵巢多囊的状态；③调血为末：调血不仅是活血，更是养血。“窠囊”本为痰瘀互结所致，“复旧”需先散结，活血祛瘀令痰瘀化散；后养巢，养血调经令卵巢新生。治阳有双向：一为补脾肾之阳，以求先、后天之脏器充盈，阴阳调和；二为益气助阳，即所谓“善补阴者，必于阳中求阴，则阴得阳升，而泉源不竭”。但需斟酌补阴、助阳药物的搭配和用量，避免损伤阴血，影响阴长的运动。

（3）经后末期

此期带下较多，可见少量拉丝样白带，阴长运动已达到较高水平，很快进入排卵期，否则又将回到经后中期或初期，此时治疗应注意“阴阳并补”，滋阴与补阳并重，不但可以维持阴长的需要，而且可以控制阴损及阳而导致的痰湿滋长。

金哲教授在用药时始终注重药物对于患者整体阴阳消长的变化，将方药整体的阴阳属性与患者正常的月经周期同步，以求方药万变，而不离其宗。

**4. 用药特点**

（1）经后中期

此期为治疗 PCOS 的核心时期，治疗亦需谨慎权衡，既需利化痰湿、散瘀调经，纠正痰瘀微环境，又需兼顾脾、肾、肝三脏，以求阴阳脏腑调和。利化痰湿，取一君二臣三佐使。其君为浙贝母，取其开郁散结、化痰解毒之功也。二臣为茯苓、夏枯草。其茯苓一味为治痰主药，痰之本，水也，茯苓可以利水，痰之动，湿也，茯苓又可行湿，取清热以散结祛痰，痰气散而窠囊周遭不郁，亦可散也；夏枯草，微辛而甘，故散结之中，兼有和阳养阴之功。三佐使为绿萼梅、白术、金银花。金银花可治一切风湿气及诸肿毒，痈疽疥癣，杨梅恶疮，散热解毒。绿萼梅开胃散邪，助清阳之气上升，涤痰。白术除湿益燥、和中益气，温中。六药共生，以祛湿、清热、健脾，终而痰凝能解。散瘀调经，取君臣佐使各一。其君为川续断，续断助气，调血脉，补五劳七伤，疗妇人产前产后一切病。其臣为香附，调血中之气，开郁宽中。其佐药为茜草，色赤入血分，泻肝则血藏不瘀，补心则血用而能行，收散则用而不费，故能剂血气之平，止妄行之血而祛瘀通经。其使药为丝瓜络，丝瓜老者，筋络贯穿，房隔联属，故能通入脉络脏腑。但丝瓜络络通即止，需防损及正气。四药共用，以调经通络。痰祛瘀散，盆腔“痰瘀微环境”改善，窠囊不再复生。后需以经后初期、中期、末期阴阳变化改善妇人经信。可以女贞子、墨旱莲，滋补肾阴，令五脏安，精神自足，以固阴精。以鹿角胶、菟丝子续绝伤，补不足，益气力，肥健，补益脾肾，以充先后天之本，使脏腑安和。后以药物阴阳寒热药性，斟酌用量，辨证平调阴阳，以求阴阳脏腑俱和。

（2）经后初期

此期应减少使用茯苓、白术、浙贝母等化痰湿药物，若患者痰湿之证较重，也应减少此类药物用量。根据此期的阴阳变化，可用女贞子、枸杞子、覆盆子、五味子、菟丝子、沙苑子等籽类药物，补肾益精，以形补形，求得多子多福。另需根据经后初期阴气为使，生卵育胞的理论，重用养阴药物如墨旱莲、女贞子等滋养肝肾之阴。

（3）经后末期

此期的方药应滋阴与补阳并重，可用药性较为温和药物，如杜仲、续断、白术等健脾肾阳，并配玉竹、沙参、黄精等补肝肾之阴，使得阴阳、脏腑和调。即使患者有备孕需求，也不会因药物过于寒热攻伐而有后顾之忧,而且能有滋养恬润之功。

（4）其他期

经间期、经前期与行经期三期，因时间相对较短，以月经病的辨证为主。B超等辅助检查提示有优势卵泡发育，对于有生育要求的患者,应在经间排卵期灵活运用补肾活血等中药，“促”卵排出以助妊娠，为避免错过患者自身的生育黄金时期，对于年龄较大的患者必要时应加用氯米芬等促排西药，缩短单一应用中药治疗的时间。经间排卵期的生理特点为阳气内动，此期的主要治则是滋补肝肾，可适时增以温阳活血之品，如肉桂、丹参、羌活、淫羊藿、牛膝、当归、荆芥、黄芪、枳壳。经前期为阳长阴消期，此期以温补脾肾为主，常用巴戟天、川续断、淫羊藿、菟丝子、党参、白术、山药、杜仲等药物。行经期（月经期）常用丹参、益母草、川牛膝等促进经水通行，使胞宫泻而不藏。

PCOS临床病情虽复杂多变,但始终围绕病症(标)病机(本)在变，所以把握好标本各自的变化规律，见机而作，以三期论治为法，更有针对性地指导临证加减，以求使“痰瘀微环境”消散。

## 五、验案举隅

**案一：脾虚痰湿夹瘀证，健脾化痰兼活血**

张某，女，33岁。初诊：2014年5月13日。

主诉：月经错后1年。

患者14岁初潮，既往月经规律，7/30天。2013年1月顺产，2013年2月月经复潮，2013年4月开始出现月经错后，7～8/45～60天。PMP：2014年1月上旬；LMP：2014年5月9日，量少，色黑，后逐渐转红，夹少许血块，无痛经及腰酸。今日月经周期第5天，平素腰酸，足跟痛，纳可，眠差，二便调。工具避孕，舌暗红，苔薄白，脉细滑。体格检查：身高170cm，体重80kg，BMI为27.7。辅助检查：经阴道妇科B超示子宫后位，大小为4.5cm×3.9cm×4.3cm，子宫内膜厚0.8cm，双卵巢增大，每侧卵巢内可见十余个小卵泡呈“轮辐状”排列，呈多囊改变。TCT：轻度炎症。

西医诊断：多囊卵巢综合征（PCOS）。

中医诊断：月经后期（脾虚痰湿夹瘀证）。

处方：川断15g，寄生15g，夏枯草10g，浙贝母10g，丝瓜络15g，伸筋草10g，三棱10g，丹参15g，荔枝核10g，鸡血藤15g，月季花6g，薏苡仁15g，茯苓15g，泽泻10g，金银花15g，红景天15g。14剂水煎服。

二诊：2014年6月10日。服上方中药后，月经于2014年6月7日来潮，量少，色黑，伴腰酸，纳眠可，二便调。舌淡暗，苔薄黄，脉沉细。B超：子宫内膜厚0.8cm，回声均，左卵巢大小为4.0cm×2.8cm，右卵巢大小为3.8cm×2.6cm，均可见十余个窦卵泡，直径＜0.5cm。

上方去夏枯草、丝瓜络、三棱、荔枝核、鸡血藤、月季花，加桔梗10g，泽兰10g，桂枝6g，熟地10g，阿胶珠15g，茵陈10g。7剂水煎服。

三诊：2014年6月17日。月经周期第11天，纳眠可，二便调，计划妊娠，舌淡暗，苔薄白，脉沉细。B超：子宫内膜厚0.7cm，双卵巢呈多囊改变，左侧卵巢最大卵泡为0.6cm×0.5cm，右卵巢最大卵泡为0.7cm×0.5cm。

调整方药如下：肉桂6g，羌活6g，当归15g，熟地15g，赤芍15g，三棱10g，泽兰10g，丝瓜络15g，伸筋草10g，桑枝10g，川断15g，枸杞子15g，大腹皮10g，陈皮6g，薏苡仁15g，泽泻10g。7剂水煎服。

四诊：2014年6月26日。月经周期第20天，现纳眠可，二便调。苔薄白，脉细滑。B超：子宫内膜厚1.3cm，双卵巢呈多囊改变，左侧卵巢最大卵泡为0.9cm×0.8cm，右卵巢最大卵泡为0.9cm×0.6cm。

调整方药如下：川断15g，桑寄生15g，夏枯草10g，当归15g，浙贝母10g，丹参15g，川芎6g，泽兰10g，川牛膝12g，石斛15g，生黄芪20g，金银花15g，鸡血藤15g，薏苡仁15g，陈皮6g，茯苓15g。14剂水煎服。

五诊：后患者未继续治疗，停经半年余，于2015年2月5日返诊。患者诉2014年11月初曾有阴道淡粉色分泌物，持续2～3天。1月6日至21日阴道淡粉色分泌物，无明显不适，纳眠可，二便调，舌暗红，苔薄白，脉沉细。

处方：太子参15g，南沙参15g，北沙参15g，当归15g，熟地15g，川断15g，桑寄生15g，淫羊藿10g，黄芪20g，白术15g，茯苓15g，龙眼肉12g，远志10g，陈皮6g，香附10g，红景天20g，丹参15g，桃仁6g，枳壳12g。14剂水煎服。

六诊：2015年3月10日。末次月经3月3日来潮，量少，褐色，无血块及痛经，今日月经第8天，纳眠可，二便调，脾气急躁，舌暗红，苔薄白，脉细滑。

调整方药如下：柴胡6g，赤芍15g，丹皮10g，地骨皮10g，泽兰10g，茜草10g，金银花15g，红藤15g，薏苡仁

15g，茯苓 15g，月季花 6g，钩藤 15g，远志 10g，丝瓜络 15g，鸡血藤 15，香附 6g。14 剂水煎服。

按语：患者平素喜食肥甘厚腻，导致脾虚运化失常，聚湿生痰，形体肥胖，多痰多湿，痤疮反复发作；痰湿下注，壅滞冲任，有碍血海满盈，导致月经延后，量少；痰湿内停，湿困脾阳，则神疲乏力；痰湿阻滞气机，脾气不升，可见少气懒言；气为血之帅，气不行则血瘀，故见经血暗红；舌淡胖黯，苔白舌根白腻，脉细滑皆为脾虚痰湿夹瘀之象。根据经期的不同时期进行分期论治。用药期间月经基本按月来潮，但 PCOS 为疑难性妇科内分泌疾病，往往很难痊愈，需要长期治疗，在治疗期间应注意宣教。

**案二：补肾化痰，活血调经**

吕某，女性，32 岁。初诊：2013 年 9 月 24 日。

主诉：月经周期后错 3 年。

患者 13 岁初潮，既往月经规律，6/45 天。末次月经 9 月 13 ~ 18 日，量少，色鲜红，无血块，轻度痛经，今日月经周期第 12 天，纳眠可，二便调，舌暗红，苔薄白，脉细滑。体格检查：身高 170cm，体重 49kg，BMI 为 16.955。外院 B 超：左侧卵巢呈多囊性改变。

西医诊断：多囊卵巢综合征（PCOS）。

中医诊断：月经后期（肾虚痰湿证）。

处方：川断 15g，桑寄生 15g，当归 15g，赤芍 15g，桔梗 10g，丝瓜络 15g，石斛 10g，鸡内金 6g，首乌藤 15g，红景天 10g，丹参 12g，茜草 10g，杜仲 10g，阿胶珠 12g，肉桂 6g。先服 4 剂。

巴戟天 10g，菟丝子 15g，桑寄生 15g，当归 15g，熟地黄 15g，杜仲 10g，阿胶珠 12g，月季花 6g，郁金 6g，丹参 12g，三七粉 6g，鸡内金 6g，薏苡仁 15g，杏仁 12g，砂仁 6g。再服 10 剂。

二诊：2013 年 11 月 28 日。末次月经为 10 月 25 日，今日月经第 35 天，量中，色鲜红，有血块，轻度小腹下坠，心慌，脱发，背部及颈部痤疮，纳眠可，二便调，BBT 双相。舌淡红，苔薄白，脉沉细。

处方：菟丝子 15g，桑寄生 15g，川断 15g，夏枯草 10g，浙贝母 10g，桔梗 10g，鸡血藤 15g，红藤 15g，首乌藤 15g，桂枝 6g，茯苓 15g，薏苡仁 15g，丹参 12g，川芎 6g，杜仲 10g，黄芪 25g。14 剂水煎服。

三诊：2013 年 12 月 31 日。末次月经为 12 月 5 日，今日月经第 27 天，量色如常，少量血块，近来心慌、心悸，脱发，上周白带见血丝，平时白带色黄，手足冷，膝盖凉，服药时大便溏，纳眠可，小便调，BBT 双相。舌淡红，苔薄白，脉沉细。

处方：女贞子 12g，桑寄生 15g，枸杞子 15g，赤芍 15g，丹皮 10g，炒白术 15g，炒山药 15g，扁豆 10g，槐花 5g，三七粉 3g，益母草 10g，太子参 15g，北沙参 15g，荷叶 10g，红景天 10g，黄芪 15g。14 剂水煎服。

四诊：2014 年 2 月 27 日。末次月经 1 月 16 日，量稍少，色鲜红，少许血块，轻度痛经，近 3 日晨起少许阴道鲜红色血丝，现脱发，心慌心悸，纳眠可，小便可，大便干。苔薄白，脉细滑。

处方：桂枝 10g，茯苓 15g，赤芍 15g，丹皮 10g，桃仁 6g，川芎 6g，炒当归 15g，熟地 15g，阿胶珠 12g，蛇床子 3g，炒小茴香 6g，淫羊藿 10g，川断 15g，乌药 6g，香附 6g，月季花 6g。14 剂水煎服。

五诊：2014 年 3 月 24 日。末次月经 3 月 22 日，月经量少，护垫可，色鲜红，无血块及痛经。今日月经第 3 天，现纳眠可，二便调，经期伴有心慌心悸，余无不适。

处方：枸杞子 15g，菟丝子 15g，覆盆子 10g，白术 15g，山药 15g，白芍 15g，杜仲 10g，阿胶珠 15g，月季花 6g，合欢皮 10g，郁金 6g，远志 6g，丹参 10g，三七粉 3g，旱莲草 10g，百合 10g。14 剂水煎服。

六诊：2014 年 5 月 20 日。末次月经 4 月 28 日，月经量较前增多，舌淡红，苔薄白，脉细滑。

处方：金银花 15g，红藤 15g，赤芍 15g，白芍 15g，三七粉 3g，益母草 15g，侧柏炭 10g，茜草炭 10g，青蒿 6g，百合 10g，地骨皮 10g，生甘草 5g，旱莲草 12g，女贞子 15g，白芍 15g，14 剂水煎服。

七诊：2014 年 6 月 17 日。末次月经 5 月 31 日，月经量中，色鲜红，少量血块，轻度痛经，纳眠可，二便调，舌淡红，苔薄白，脉沉细。

处方：蛇床子 3g，枸杞子 15g，女贞子 15g，夏枯草 10g，丝瓜络 15g，赤芍 15g，白芍 15g，丹参 15g，泽兰 10g，茜草炭 10g，北沙参 15g，木蝴蝶 5g，郁金 10g，合欢皮 10g，薏苡仁 12g，生甘草 5g，红景天 15g。14 剂水煎服。

按语：肾气虚，精血不足，天癸延迟不至，冲任不通，故月经至期不行或量少，甚则闭经，亦不能摄精成孕。经后初期根据患者肾阴癸水亏虚的情况，适当加入当归、赤芍等静中有动、补血养血又可活血的药物，促进阴阳的演变。患者 BBT 基本双向，但月经时有后错，提示患者肾阳不足，阳长阴消的转化不利，故在此根据此期的阴阳变化，用女贞子、枸杞子、覆盆子、五味子、菟丝子、沙苑子等籽类药物，补肾助阳。经过多个周期的治疗，患者周期逐渐缩短，基本至正常周期。

**案三：化痰除湿，通络调经**

陈某，女，29 岁。初诊：2015 年 4 月 7 日。

主诉：月经错后 3 年，停经 5 月余。

患者 14 岁初潮，既往月经欠规律，7/（30 ~ 180）天。末次月经 2014 年 11 月，量中，色暗红，大量血块，重度痛经，现停经 5 月余，平素乏力。2014 年 11 月诊断为糖尿病、脂肪肝。纳眠可，二便调，舌暗红，苔白边有齿痕，脉沉滑。体格检查：身高 155cm，体重 85kg，BMI 为 35.4。B 超：子宫内膜厚 0.7cm，双侧卵巢成多囊改变，左卵巢大小 3.4cm × 2.2cm，左卵巢最大卵泡 0.7cm × 0.6cm，右卵巢大小 3.8cm × 1.9cm，右卵巢最大卵泡 0.6cm × 0.5cm。

西医诊断：多囊卵巢综合征（PCOS）。

中医诊断：月经稀发（脾虚痰湿证）。

处方：川断 15g，桑寄生 15g，夏枯草 10g，浙贝母 10g，桔梗 10g，三棱 10g，泽兰 10g，桃仁 6g，薏苡仁 15g，茯苓 15g，白术 15g，陈皮 6g，丝瓜络 15g，红景天 15g，杜仲 10g，黄精 10g，香附 6g。

二诊：2015 年 4 月 13 日。末次月经 2014 年 11 月，服上方 7 剂后，月经仍未潮，但乏力较前明显减轻，今日外感，流清涕，呃逆，矢气多，易饥饿，眠可，二便调，舌淡红，苔薄黄，脉沉细。

处方：川断15g，桑寄生15g，鹿角霜10g，当归15g，熟地黄15g，赤芍15g，丹参15g，泽兰10g，川牛膝15g，桂枝6g，茯苓15g，陈皮10g，薏苡仁15g，延胡索10g，香附6g，杜仲10g。14剂水煎服。

三诊：2015年5月26日。服上方中药后，月经来潮，末次月经4月27日，量色如常，有少量血块，轻度痛经，腰酸，伴经期全身乏力。现腰酸膝软，纳眠可，小便可，大便稀软，小腹坠胀，舌淡白，苔薄白，脉沉细。

处方：菟丝子15g，鹿角霜10g，桑寄生15g，川断15g，茯苓15g，白术15g，荷叶梗10g，鸡血藤15g，丝瓜络15g，路路通10g，冬瓜仁15g，大腹皮10g，浙贝母10g，荔枝核10g，泽兰10g，石斛15g，生黄芪20g，红景天15g。14剂水煎服。

四诊：2015年6月25日。末次月经6月8日，量可，色红，少许血块，轻度痛经，经期乏力，疲惫。今日月经第18天，疲倦，乏力，下肢无力，近几日感冒，咳嗽明显，有白痰，伴清涕，纳眠可，二便调。舌淡红，苔薄白，脉沉细。B超：子宫内膜厚0.7cm，双卵巢成多囊改变，左侧卵巢大小为2.8cm×1.8cm，右卵巢大小为3.5cm×1.8cm。

处方：枸杞子15g，女贞子15g，桑寄生15g，茯苓15g，白术15g，浙贝母10g，桔梗10g，紫苏叶10g，玉蝴蝶5g，金银花12g，连翘10g，丹参15g，泽兰10g，生黄芪20g，路路通10g，丝瓜络15g。14剂水煎服。

后患者月经基本30～40天一潮。

按语：PCOS患者持续排卵障碍，青春期及育龄期月经稀发，甚至闭经，患者经闭5月余，月经稀发。痰湿脂膜阻滞于冲任，胞脉气机不畅，故月经后期、稀发，甚至停闭；痰湿流滞于经隧不去则四肢倦怠、疲乏无力；舌淡、苔白、脉沉滑为痰湿内盛之象。患者顽痰闭塞，月经不行，加浙贝母、夏枯草软坚散结；痰湿渐化，血滞不行，加当归、川芎活血通络；脾虚痰湿不化加茯苓、白术、党参、陈皮健脾化痰。经化痰除湿、活血通络后冲任已调，月经可自行来潮。

## 六、要义点睛

本病的形成机理复杂，标本兼有，且标重于本。患者常体型肥胖，多毛多脂，月经错后、稀发，临床部分患者经过中药周期治疗后可改善月经周期，但多数易反复。停药后，月经正常来潮6 ~ 12个月，可再次出现月经错后等症状。患者遇压力、劳累等情况，病情时现倒退。因此，在治疗开始时，应告知患者本病的复杂性与顽固性，要树立信心和耐性，方能获得良效。

# 不孕症

## 一、概述

不孕症是指育龄夫妇有规律正常的性生活，未避孕 1 年以上没有妊娠。随着辅助生殖技术的不断完善，特别是试管婴儿技术（体外受精胚胎移植，IVF-ET）的诞生、完善和普及，越来越多的人得以圆为人父母之梦，其中有部分患者因多次的 IVF 失败，求助于中医药的调理和治疗。目前，中医药干预 IVF 改善妊娠结局的临床疗效受到了越来越多西医同道的认可，并逐步渗透到辅助生育技术的多个环节。

## 二、西医诊疗精述

### 1. 临床表现

不孕症（sterility）：育龄夫妇性生活正常、同居未避孕，1 年内从未妊娠。不育症（infertility）：女方有过妊娠，但实际未能生育，均以流产、早产、死胎或死产而结束。

### 2. 诊断

第一，询问病史。包括不孕夫妇的年龄、结婚年限、男女方健康情况、性生活情况、曾采用什么方法避孕。月经史、生育史，了解有无流产史、分娩史、异位妊娠史，以及有无感染、出血多、并发症。既往有无结核病、肝炎、内分泌疾病及手术史，尤其是开腹手术如阑尾切除手术史等。询问有无意外事件影响工作生活、是否长期服用药物。家族史：有无精神病、遗传病。

第二，体格检查和辅助检查。体格检查明确内外生殖器发育情况，外阴和阴道有无炎症，宫颈有无糜烂。子宫大小、硬度、位置、活动度，双侧附件有无肿物、增厚、压痛，了解子宫直肠陷凹情况，了解有无子宫内膜异位症及盆腔粘连等情况。辅助检查包括：排卵情况评估（基础体温测定、血清P测定、尿LH测定、子宫内膜组织学检查及阴道B超检查），卵巢储备功能评估（基础FSH、$E_2$水平、克罗米芬刺激实验、卵巢基础状态窦卵泡数量及抗米勒管激素水平），子宫异常的检查（超声检查、子宫输卵管造影及宫腔镜检查），输卵管检查（子宫输卵管造影、腹腔镜下输卵管通液术），以及盆腔检查（超声及腹腔镜检查）。

**3. 辅助生育的治疗适应证**

宫腔内人工授精（IUI）是将丈夫的精液经处理后，去除精浆，集中活动精子的液体，注入患者的宫腔内以助怀孕。适应证为免疫因素、男性因素、子宫颈因素、内膜异位症、原因不明等不孕症。

体外受精和胚胎移植（IVF-ET）技术是从妇女体内取出卵子，经体外培养后，再加入处理过的精子，使卵子受精。卵子在体外受精后成为受精卵，经过继续培养，受精卵发育成几个分裂球而成为前期胚胎，将其转移到妇女子宫内。适应证：①女方因输卵管因素造成精子与卵子遇合闲难；②排卵障碍；③子宫内膜异位症；④男方少、弱精子症；⑤不明原因不孕；⑥女性免疫性不孕。

## 三、中医病机溯源

“不孕”首见于《易经》“女子不孕不育”。《山海经》中记载了有助于妊娠的药物。前人将原发性不孕称为“全不产”“绝产”“绝嗣”“绝子”等，将继发性不孕称为“断绪”。《针灸甲乙经》中提出：“女子绝子，血衃在内不下，关元主之。”指出瘀血是不孕的病因。此后历代医家对不孕论述众多，但究其原因，不外乎先天不足或后天罹病，前者非药物所能调节，后者若为先天肾气不足，或脏腑气血失调，应辨脏腑虚实，气血盛衰。

受孕是一个复杂的过程。《素问·上古天真论》云：“女子七岁，肾气盛……二七而天癸至，任脉通，太冲脉盛，月事以时下，故有子。”女子受孕的前提是肾气充盛，天癸至，任脉通，冲脉盛，月事以时而下，男子精气溢泻，阴阳结合，精血相搏，胞宫方能孕育子嗣。因此，中医认为“肾主生殖”。

《石室秘录·子嗣论》云：“女子不能生子，有十病。……一胞胎冷也，一脾胃寒也，一带脉急也，一肝气郁也，一痰气盛也，一相火旺也，一肾水衰也，一任督病也，一膀胱气化不行也，一气血虚而不能摄也。”临证之时，由于脏腑气血之间的生克制化，以及寒、热、痰、湿、瘀、虚、实和气血之间相互转化，产生相对复杂的证型。

临床常见的主要病机包括：肾虚（气虚、阳虚、阴虚），肝郁，痰湿，血瘀，湿热，血虚。

## 四、临证思辨

无子重在胞与卵，
虚瘀共奏引烦怨。
养精益肾调气血，
通络开郁精卵现。

目前，全国有育龄夫妇约2.3亿人，不孕不育发生率为15%～20%，中国有近4000万不孕不育症患者，而且每年以数十万的速度递增。中医古籍中有着众多关于不孕的论述，为中医药在辅助生育技术中的应用提供了丰富的理论基础及临床经验。目前制约辅助生殖技术成功率提高的最主要的问题是卵巢储备功能下降及子宫内膜容受性下降，虽然中医古籍并无相应病名和治疗方法，但经过与相似症状的不同中医妇科疾病对比，结合疾病病理基础，发现通过中医药的调理和治疗后辅助生育技术的成功率可明显提高。

### 1. 卵巢功能不良，促排卵反应差

此类患者常表现为月经先期，提前5～10天不等，随着病情的发展可逐渐表现为月经后期，甚至闭经，可伴有潮热汗出、五心烦热、盗汗、舌质红、脉细弦或细弱。现代医学认为卵巢储备是指卵巢皮质区卵泡生长、发育、形成可授精的卵母细胞的能力。卵巢储备功能下降（DOR）可导致卵巢产生卵子的能力减弱，卵母细胞质量下降，实验室检查可发现基础水平的卵泡刺激素（FSH）水平＞10IU/mL，卵泡刺激素/黄体生成素（FSH/LH）＞3.6，$E_2$＞80pg/mL。在促排卵治疗中，该类患者Gn用量大，卵泡数量少，最终可移植的胚胎少，妊娠成功率明显下降。西医对此类患者尚缺乏有效的治疗，往往求助于中医。

DOR是由于卵巢分泌激素功能下降，本病可归于“月经过少”“月经后期”“血枯”“闭经”“经水早断”“绝经前后主症”“不孕症”等病范畴。中医认为肾藏精，主生殖，为先天之本，肾中精气的盛衰、天癸的至竭，影响月经的盈亏，决定子嗣的有无。可见肾虚是本病的根本病机。病性属虚实夹杂，虚多实少，临床经常兼夹为患，故临床要分辨证候虚实、标本缓急。

**2. 薄型子宫内膜——子宫内膜容受性下降的主要原因**

体外受精－胚胎移植（IVF-ET）技术开展至今已30余年，大大提高了不孕症患者的妊娠成功率，在解决不孕不育问题中发挥了巨大作用，但仍有相当一部分患者因各种原因无法成功妊娠。其中一个较为突出的临床难题是薄型子宫内膜。临床研究证实，移植时子宫内膜厚度＜8mm时可影响胚泡在子宫内膜着床和发育。临床上常常因子宫内膜薄，反复取消周期或移植失败。目前，对子宫内膜生长不良所致的薄型子宫内膜的定义迄今尚未达成共识，临床上通常认为在黄体中期（排卵后6～10天）子宫内膜厚度＜7mm，属于薄型子宫内膜。其主要临床特征为个体月经周期正常，但月经量过少（＜30mL）。

薄型子宫内膜仅是B超观察下的临床表现，患者常患有多囊卵巢综合征、卵巢储备功能低下、卵巢早衰、子宫内膜结核，或有多次宫腔手术史，或不明原因的单纯性子宫内膜薄。由于该病的多因性，而“因”多为生殖内分泌科的疑难病，就疾病本身而言就缺少疗效较好的药物。因此，目前现代医学常单一地将内膜作为治疗靶点应用药物，如阿司匹林、雌激素、万艾可、DHEA、维生素E等，疗效尚不确切。越来越多的患者和西医同道自然而然地将目光转向中医学。临床实践证实，通过中医药干预辅助生育的妊娠率可明显提高。

“薄型子宫内膜”为“症”不为“病”，中医并无此病名，但结合疾病伴发的其他症状，与中医的“月经后期”“闭经”“月经量少”“不孕症”皆有共通之处。本病的病变部位为胞宫，与肝、脾、肾密切相关。肾为先天之本、元气之根，内膜生长的根本有赖于肾精充沛，肾气充足。脾（胃）为后天之本，内膜血流对子宫内膜的生长有重要作用，子宫内膜及内膜下血流直接反映了子宫内膜局部的血流灌注情况，脾气充盛，水谷精微得以生化。肝藏血，主疏泄，肝气条达，胞宫脉络通畅，精微物质得以布散，内膜才有生长的动力。

薄型子宫内膜的中医辨证特点：

（1）“异病同治”的辨证理念

“薄型子宫内膜”是“症”，为多种疾病的一种临床表现，虽然病因是多样性的，但是有“异病同治”的基础和可行性。

薄型子宫内膜的发生，是因各类疾病所致肾气亏虚，冲任二脉受损。冲任血海空虚则机体羸弱，肾脏阴阳亏虚则气血瘀阻，虚瘀相壅，发为“薄型子宫内膜”。若离经之血积存胞宫，久而不散，瘀阻胞络，瘀血不去，则瘀滞更重，表现为内膜薄而杂草丛生，内膜及膜下血流明显减少。若肝肾不足，精血未充，则冲任二脉气血亏损，故新血不生，虚弱更重，症状表现为内膜薄而寸草不生，经信之量较常明显减少，虚弱为重。

妇科各类疾患，表现为“薄型子宫内膜”的，除关注患者“肾虚血瘀”的主要症状外，也需要关注各类疾患本身的病机特点，以求在“异病同治”的基础上，“对病下药”，真正做到个性化诊治。如多囊卵巢综合征的患者，脾肾不足，脾胃不和，痰湿壅滞，则见体态臃肿；肾气虚弱，天癸未充，则见卵子不生。

此时，在治疗肾虚血瘀证的基础上，可再入浙贝母化痰，茯苓健脾，熟地补肾，以兼顾多囊卵巢综合征相关症状。再如卵巢储备功能低下患者，肝、脾、肾皆有不足，先天不充，后天失养，气血乏源，故月经不调，卵子不生。在治疗肾虚血瘀证的基础上，可再入石斛养肝、白术健脾、熟地补肾，以兼顾卵巢储备功能低下相关症状。

（2）“虚”与“瘀”的治疗侧重与用药经验

当临床辨证瘀重于虚时，应以化瘀通络为主。如多次人流、清宫术、宫腔手术所致的内膜薄患者，应特别重视“血瘀”的辨证治疗。产后疾病言其为虚者颇多，阴血骤下，百脉俱虚，此为正虚。手术为“三因学说”中不内外因的“金刃伤”，元气既亏，胞脉又损，血液运行不畅，瘀血停留。瘀血本是病理产物，但瘀阻胞宫，瘀浊败物，阻碍新血生养内膜，乃成为内膜薄患者的致病因素。临床所见，此类病人若单一应用上述补肾之法，往往难以奏效，邪无所出，非但徒无益处反使瘀血更难消除；反之，用祛瘀消散之剂专攻瘀血，虽瘀血净但新血难生，气血不足无以生化内膜。因此，治法当以祛瘀为先，在驱邪中行补法，“寓补于消”方可收效。基础方为卷柏丸加减，原方出自《太平圣惠方》卷七十，去妊娠慎忌药物，加川断而成（组成：卷柏、当归、熟地黄、柏子仁、白薇、川断、丹参、肉桂、吴茱萸、甘草）。可根据患者瘀血程度及兼夹证进行加减：如破血逐瘀，加莪术、王不留行；活血化瘀，加三七、鸡血藤；活血理气，加香附、郁金；祛瘀温经，加乌药、延胡索；泄热逐瘀，加连翘、夏枯草；消癥化积，加牡蛎、浙贝母。对于此类患者，还应特别注意月经期的治疗。祛瘀生新，需给旧邪以出路。行经之时，本是祛瘀生新的过程，此期用药可事半功倍，可助瘀血排出。方药以生化汤、少腹逐瘀汤为主。

虚重于瘀时，应以扶正为主。如卵巢功能低下、卵巢早衰、IVF 移植失败的薄型子宫内膜，常伴有卵泡发育不良的症状，此两者均是肾阴癸水不足的表现。但孤阴不长，无阳不生，肾阳的温煦是卵子和内膜生长的动力和必要条件，在临证之时应特别注意肾阴阳并补的辨证施治。所以现代医学选用雌激素、万艾可等“壮阳”之品，与中医的温肾阳具有异曲同工之妙。基础方可选天山安荣汤，即安荣汤（《医学正传》）加天山雪莲（组成：当归、川芎、白芍、熟地、阿胶珠、香附子、白术、黄芩、砂仁、桑寄生、天山雪莲）。可根据肝、脾、肾三脏的虚损情况进行加减：补肾益精，加菟丝子、女贞子；补益脾肾，加山药、益智仁；补肾养血，加鹿角胶、龟板胶；补气养血，加大枣、红景天；疏肝养血，加郁金、延胡索。从现代医学角度看，亦可加用温补肾阳之品以促进卵泡和内膜的发育，并配以穿山甲、皂角刺、鸡血藤等活血消癥药物提高子宫内膜的血运，改善增厚的卵巢被膜，促进卵泡的排出。或可使用浙贝母、荔枝核化痰散结，从病因上改善胞宫的微环境。对于合并有内膜炎症者，或见 CD38、CD138 阳性，可加用金银花、红藤、连翘、马齿苋等药物泄热逐瘀。

（3）“经后期辨证施治”与“分期论治”的统一：临床上所见子宫内膜薄的患者以不孕症为多，月经病较少。不孕症的治疗以调经种子为主，根据月经周期的阴阳消长规律进行分期论治。子宫内膜的生长主要在月经后期，其他的月经分期应按相应疾病的分期论治方法治疗。

## 五、验案举隅

**案一：肾虚血瘀，冲任虚损兼痰湿**

陈某，女，36岁。初诊：2015年7月2日。

主诉：未避孕未孕3年。

现病史：患者婚后未孕3年，2014年11月行HSG：两侧输卵管通而不畅，输卵管远端轻度积水、扩张，遂于2015年初于北医三院行IVF-ET。2015年2月取卵13枚，配成3个胚胎，移植2枚鲜胚未着床，剩1枚养胚囊失败。2015年6月取卵8枚，配成2个胚胎，移植鲜胚2枚未着床。外院多次检测B超发现子宫内膜薄，建议中医调理。患者13岁初潮，既往月经错后，（6～7）/（25～60）天，经量稍多，色暗，少许血块，无痛经，近2年月经不规律，（6～7）/（25～40）天，量稍多，色暗红，少许血块，无痛经，末次月经6月28日，量稍多，色暗红，少许血块，无痛经，今日月经第5天，体毛较重，口中异味，口干口渴，易心烦易怒，纳眠可，二便调，双侧少腹部时有隐痛。舌淡暗，苔黄腻，脉沉细。体格检查：身高175cm，体重100kg，BMI为32.65。B超：子宫大小4.7cm×5.6cm×4.9cm，子宫内膜厚度为0.6cm，右卵巢大小为2.9cm×1.6cm，内可见5～6个窦卵泡，左卵巢大小为2.7cm×1.8cm，内可见4～5个窦卵泡，其中最大无回声区为0.7cm×0.7cm。

西医诊断：不孕症，薄型子宫内膜。

中医诊断：无子，月经后期。辨证：肾虚血瘀，冲任虚损兼痰湿。

治法：补肾化瘀消癥。

处方：卷柏9g，桑寄生12g，川断9g，当归9g，熟地黄12g，柏子仁10g，白薇9g，川芎6g，丹参10g，吴茱萸6g，甘草6g，牛膝6g，7剂水煎服。

二诊：2015年7月9日。月经第12天，服药后尿频，易出汗，纳眠可，二便调，未避孕。B超：子宫内膜厚度0.5cm，质均，左卵泡大小为1.0cm×0.8cm，右卵泡大小为1.0cm×0.7cm。

处方：卷柏9g，桑寄生15g，川断12g，当归9g，熟地12g，菟丝子15g，紫河车6g，甘草6g，川芎6g，浙贝母12g，7剂水煎服。

三诊：2015年7月16日。月经第19天，舌暗红，苔薄白，脉细滑。B超：子宫内膜厚度1.0cm，质均，左卵泡大小为1.5cm×1.5cm。上方继服5剂后，换黄体期用药，直至月经期停药，以健黄体，如若有孕，黄体期用药兼可保胎，以免药物对胎儿产生影响。

黄体期用药：菟丝子12g，女贞子12g，枸杞子15g，桑椹子10g，生杜仲12g，椿根白皮6g，玉竹10g，茯苓9g，苎麻根9g，砂仁6g，甘草6g。10剂水煎服。

循上法调理治疗3个月经周期，于2015年10月行移植鲜胚后妊娠。

### 案二：肾阴不足

陈某，女，34岁。初诊：2014年11月4日。

主诉：未避孕未孕3年。

结婚5年，未避孕未孕3年，同居，性生活正常。平素月经周期21～24天，行经4～5天，量中，色红，无痛经及经前乳房胀痛，末次月经11月3日，今日月经第2天，腰酸，余无不适。舌淡红，苔薄白，脉细。性激素：FSH 12.21mIU/mL，LH 3.12mIU/mL，$E_2$ 44.19pg/mL。B超：窦状卵泡左侧卵巢3个，右侧卵巢4个。男方少、弱精。至我院行IUI。

西医诊断：卵巢储备功能下降，不孕症。

中医诊断：月经先期，不孕症。

处方：熟地15g，山药20g，山茱萸12g，白术12g，菟丝子15g，枸杞子15g，五味子9g，覆盆子10g，桑椹子10g，当归9g，白芍15g，赤芍15g，鸡血藤15g，炙甘草6g，断续15g，桑寄生15g。7剂水煎服。嘱患者月经第5日开始服用。

二诊：2014年11月14日。月经第12天，B超：卵泡1.4cm×1.4cm，内膜厚0.9cm。在上方基础上去五味子、覆盆子、桑椹子，加三七3g，淫羊藿10g，桑枝10g，鹿角胶5g。3剂水煎服。

三诊：11月16日。B超：卵泡1.8cm×1.7cm。给予HCG 6000IU肌注后，第二日行IUI，后妊娠。

按语：患者FSH升高，FSH/LH > 3，窦状卵泡少，无明显不适，中药以补肾填精为基本大法，根据卵泡发育情况，分阶段治疗，获得满意的疗效。

**案三：肾虚血瘀**

李某，女性，36岁。初诊：2014年8月7日。

主诉：IVF-ET失败2次。

患者孕0产0，结婚7年余，2010年行通液术双侧不通，男方精液活力差，故于2013年10月行IVF，取卵19个，配成11个，2013年12月移植1个未着床，2014年7月移植1个后生化妊娠。现余冻胚9枚。月经5/28天，量偏少，色鲜红，夹少量血块，中度痛经，无须服用止痛片，伴虚汗，影响工作。末次月经8月4日，此次痛经较重，伴经行腰酸，纳眠可，便秘，小便调，伴体位性头晕，怕冷。舌淡红，苔薄黄，脉细滑。

西医诊断：子宫内膜容受性下降。

中医诊断：不孕症（肾虚血瘀）。

处方：菟丝子15g，枸杞子15g，鹿角霜10g，天冬6g，佩兰3g，茵陈10g，槐花5g，玉竹10g，莲子心3g，车前子10g，枳壳12g，茜草10g，泽兰10g，金银花15g，月季花6g，钩藤15g，远志10g，北沙参15g。14剂水煎服。

二诊：2014年8月18日。末次月经8月4日，量偏少，色鲜红，有血块，中度痛经，今日月经周期第15天，小腹痛，畏寒好转，纳眠可，小便调，便秘，活动少，舌淡红，苔薄白，脉细滑。B超：子宫内膜厚1.2cm，子宫内膜内见少量血流信号，子宫内膜下仅见少量血流信号。左卵泡：2.0cm×2.0cm。

处方：蛇床子3g，巴戟天6g，川断15g，当归15g，鸡血藤15g，桑枝10g，伸筋草10g，三七粉6g，益母草15g，泽兰10，金银花15g，红藤15g，白术15g，鸡内金6g，地骨皮10g，郁金10g，钩藤15g，远志10g。14剂水煎服。

三诊：2014年9月1日。末次月经8月24日，量中，色红，夹少量血块，中度痛经，腰痛，眠差易醒，纳可，便秘，小便频数，舌淡红，苔薄白，脉沉细。

处方：①川断15g，桑寄生15g，桂枝6g，茯苓15g，丹参15g，茜草10g，炒蒲黄10g，延胡索10g，全蝎6g，川楝子6g，鸡血藤15g，白芷10g，香附6g，当归15g，川芎6g。3剂水煎服，先服。

②菟丝子15g，川断15g，枸杞子15g，夏枯草10g，浙贝母10g，桔梗10g，桑枝10g，伸筋草10g，丝瓜络15g，茜草10g，益母草15g，三七粉6g，红藤15g，鸡血藤15g，远志10g，红景天15g。10剂水煎服，后服。

另配三七粉3包，每包3g，每次冲服1.5g，日2次（经期服）。

四诊：2014年9月23日。末次月经9月3日，量中，色可，无血块，轻度痛经。患者9月20日在外院行胚胎移植，移植2枚冻卵，外院予补佳乐2粒，每日两次，地屈孕酮1粒，每日两次，阿司匹林1粒，每日3次，阴道用黄体酮胶丸2粒，每日两次。今日移植后第4天，腰酸，小腹痛，偶有刺痛，纳可，多梦，二便调。舌淡红，苔薄白，脉细滑。

处方：菟丝子15g，覆盆子10g，女贞子12g，巴戟天6g，白术15g，山药15g，百合10g，荷叶10g，椿根白皮3g，苎麻根6g，党参12g，生黄芪12g。7剂水煎服。

五诊：2014年9月30日。患者9月20日移植，末次月经9月3日，今日月经第28天，移植后第11天，小腹隐痛，灼热感，腰酸，纳可，易饥，多梦，小便可，大便排便困难，质黏，前2日胸胀痛，舌暗红，苔薄白，脉沉细滑。

处方调整为：太子参15g，生黄芪15g，白术15g，山药15g，巴戟天6g，紫河车10g，菟丝子15，覆盆子10g，阿胶珠10g，椿根白皮3g，苎麻根9g，地骨皮10g，荷叶

10g，百合 10g。14 剂水煎服。

六诊：2014 年 10 月 16 日。患者 9 月 20 日移植，末次月经 9 月 3 日，今日移植后第 27 天，小腹连及大腿根部，偶有疼痛，小腹部灼热感，鼻干燥，口腔溃疡，乏力、恶心、纳少，眠差易醒，小便调，大便有不尽感，舌淡暗，苔薄白，脉细滑。10 月 10 日查血 HCG：2471mIU/mL，$E_2$：254 ng/mL，P：17.7nmol/L。

处方调整为：菟丝子 15g，桑椹子 15g，巴戟天 6g，紫河车 10g，覆盆子 10g，百合 10g，地骨皮 10g，竹茹 6g，黄芩 6g，阿胶珠 12，生甘草 5g，苎麻根 6g，太子参 15g，远志 6g，白术 15g，山药 15g。14 剂水煎服。

七诊：2014 年 10 月 23 日。患者 9 月 20 日移植，末次月经 9 月 3 日，今日移植后第 34 天。10 月 17 日：血 HCG：14961 mIU/mL，$E_2$：343 ng/mL，P：22 nmol/L。现患者恶心，未呕，小腹疼痛，腰酸，无阴道出血，纳少，易醒，二便调，舌淡红，苔薄白，脉细滑。B 超：宫内早孕，卵黄囊 1.4cm×1.7cm×1.1cm，胎芽长 0.3cm，可见胎心。

处方：菟丝子 15g，紫河车 10g，覆盆子 10g，女贞子 12g，苎麻根 9g，椿根白皮 3g，白芍 12g，炙甘草 6g，白术 15g，山药 15g，百合 10g，荷叶 10g，黄芪 15g。14 剂水煎服。

按语：接受 ART 治疗的患者常可出现卵巢功能异常与子宫内膜容受性下降并见，治疗时有顾此失彼的情况；同一临床表现，可能有多种病因，相对单一的治疗手段，因缺少个体化治疗，总体治疗效果欠佳。中医药在此方面具有独特的优势，一方面中医辨证的整体观将卵巢与子宫作为一个统一体去辨证治疗，另一方面中药可以通过“异病同治”与“辨病论治”相结合给出个体化治疗方案。调经促孕是中医助孕特色，运用中药补肾与活血化瘀等方法替代或辅助西药人工周期的治疗，但中药不能替代激素，不能形成或建立月经周期，而是恢复自身的排卵功能，因而着重在“调”。但在ART领域，又必须结合患者的个体情况、ART治疗时期，辨证与辨病相结合，采用个性化、精准的治疗。

## 六、要义点睛

不孕症的病因复杂，但治疗的核心思想就是种子调经。肾主生殖，上通于脑，下连冲任二脉而系胞宫，与女子的生长发育衰老以及生殖生理密切相关。肾精不足，导致生殖之精匮乏，天癸欠充，精卵和子宫内膜生长障碍。因此，不孕症的治疗大法以补肾为主，并根据月经周期的阴阳消长规律进行分期论治达到调经种子的目的。

# 绝经综合征

## 一、概述

绝经代表卵巢功能衰退，生殖功能终止，可分为自然绝经和人工绝经。自然绝经指卵巢内卵泡生理性耗竭所致的绝经，人工绝经指两侧卵巢经手术切除或放射线照射等所致的绝经。绝经综合征指妇女绝经前后出现性激素波动或减少所致的一系列躯体及精神心理症状。妇女绝经的年龄相对稳定，在45 ~ 55岁，平均50岁左右。我国20世纪80年代的调研显示，平均绝经年龄为47.5 ~ 49.5岁。2010年美国内分泌协会在其科学声明中指出：50 ~ 59岁或绝经10年以内的妇女应用HRT利大于弊。2011年国际绝经协会在其最新版的指南中也明确指出：有明确指征情况下，在绝经的前几年便开始应用HRT，则潜在益处比潜在风险要多。目前对于绝经的认识主要包括：首先，绝经是一种雌激素缺乏状态，但绝经后随着年龄增长，机体的衰老由雌激素缺乏和年龄增长两个方面导致。所以对于绝经后妇女应该从适度锻炼、饮食调节、心理状况调整和激素补充治疗等多个方面综合管理。激素补充只能解决与雌激素缺乏有关的问题,应作为绝经后管理综合措施的一个方面。其次，激素补充治疗作为一种医疗措施，有其应用的适应证、禁忌证和使用原则及流程，应该遵从这些原则和规范进行。最后，激素补充治疗应尽早开始，在治疗窗口期启动具有较大益处，但如果早期未用而到年龄偏大才开始使用，将不再具有多种益处，甚至可能有某些风险的增加。

## 二、西医诊疗精述

### 1. 病因病理

绝经前后最明显的变化是卵巢功能衰退，随后表现为下丘脑－垂体功能退化。

（1）雌激素：绝经过渡早期雌激素水平波动很大，由于卵泡刺激素（FSH）升高对卵泡过度刺激引起雌二醇分泌过多，甚至高于正常卵泡期水平，因此整个绝经过渡期雌激素水平并非逐渐下降，只是在卵泡完全停止发育后雌激素水平才迅速下降。

（2）孕酮：绝经过渡期卵巢尚有排卵功能，仍有孕酮分泌。绝经后无孕酮分泌。

（3）雄激素：绝经后雄激素来源于卵巢间质细胞和肾上腺，总体雄激素水平下降。

（4）促性腺激素：绝经过渡期 FSH 水平升高，呈波动型，促黄体生成素（LH）在正常范围，FSH/LH ＜ 1。绝经后雌激素水平降低，垂体释放 FSH 和 LH 增加，其中 FSH 较 LH 升高更显著，FSH/LH ＞ 1。

（5）促性腺激素释放激素（GnRH）：绝经后 GnRH 分泌增加，并与 LH 相平衡。

（6）抑制素：绝经后妇女血抑制素水平下降，较雌二醇下降早且明显。

### 2. 临床表现

（1）月经紊乱：多为月经不规则，持续时间长、经量增加，多为无排卵性异常子宫出血，但期间仍有排卵可能，因此有意外妊娠可能。

（2）血管舒缩症状：潮热为围绝经期最常见的症状，表现为面部和颈部皮肤阵阵发红，伴有烘热，继之汗出，持续30秒～5分钟；症状轻者每日发作数次，重者10余次，夜间或应激状态更明显。有时长达5年或更长。

（3）精神神经症状：绝经综合征的女性往往激动易怒、焦虑不安，或情绪低落、抑郁寡欢、不能自制。由于雌激素的缺乏，还可影响睡眠、记忆力等，可严重影响女性的正常生活和生活质量。

（4）泌尿生殖道症状：尿道缩短、尿道括约肌松弛，常有尿失禁、泌尿系感染，阴道黏膜萎缩变薄易反复发作阴道炎；膀胱黏膜变薄，易患膀胱炎。

（5）心血管疾病：绝经后雌激素水平低下，血胆固醇水平升高，高密度脂蛋白/低密度脂蛋白比率降低，因此心脑血管风险（如冠心病、心肌梗死、脑卒中等）升高。

（6）骨质疏松：绝经后妇女骨质吸收速度快于骨质生成，因此导致骨质丢失，发生骨质疏松。一般发生在绝经后5～10年内，最常发生在椎体。

（7）皮肤和毛发变化：雌激素不足可使皮肤的胶原纤维减少，皮肤皱纹加深，皮肤变薄、干燥至皲裂，皮肤色素沉着，出现“老年斑”。

（8）自主神经失调症状：常出现如心悸、眩晕、头痛、失眠、耳鸣等自主神经失调症状。

（9）阿尔茨海默病：绝经后期妇女比老年男性患病风险高，可能与绝经后内源性雌激素水平降低有关。

**3. 诊断**

根据病史及临床表现不难诊断。但需注意排除相关症状的器质性病变和精神疾病，卵巢功能评价等实验室检查有助于诊断。

血清 FSH、$E_2$ 测定：月经第 2 ~ 4 天或停经 3 个月以上，检测血清 FSH、$E_2$ 了解卵巢功能。绝经过渡期 FSH ＞ 10U/L，提示卵巢储备功能下降。闭经、FSH ＞ 40U/L 且 $E_2$ 处于低水平，提示卵巢功能衰竭。

氯米芬兴奋试验：月经第 5 日口服氯米芬，每日 50mg，共 5 日。停药第 1 日测血清 FSH ＞ 12U/L，提示卵巢储备功能降低。

**4. 治疗**

治疗目标：应能缓解近期症状，并能早期发现、有效预防骨质疏松症、动脉硬化等老年性疾病。激素补充治疗（HRT）是针对绝经相关健康问题而采取的一种医疗措施，可有效缓解绝经的相关症状，改善生活质量，但需有适应证且无禁忌证时方可选用。禁忌证包括：已知或可疑妊娠、原因不明的阴道流血、已知或可疑患有乳腺癌、已知或可疑患有性激素依赖性恶性肿瘤、最近 6 个月内患有活动性静脉或动脉血栓栓塞性疾病、严重肝病及肾功能障碍、血卟啉症、耳硬化症、脑膜瘤（禁用孕激素）等。慎用情况包括：子宫肌瘤、子宫内膜异位症、子宫内膜增生史、尚未控制的糖尿病及严重高血压、有血栓形成倾向、胆囊疾病、癫痫、偏头痛、哮喘、高催乳素血症、系统性红斑狼疮、乳腺良性疾病、乳腺癌家族史，以及完全缓解的部分妇科恶性肿瘤。

## 三、中医病机溯源

部分妇女在自然绝经前后，因肾气衰，天癸竭，肾精不足，心肝失养而出现月经失常，并伴有烘热汗出、烦躁易怒、失眠惊悸、乏力等症状，中医称为绝经前后诸证。因手术切除、放射治疗、卵巢早衰等卵巢功能丧失而表现出类似的症状亦属于本病范畴。本病以肾虚为本，以肾的阴阳平衡失调为主要病机。常可影响心、肝、脾三脏。其中阴虚者在肾，涉及心、肝，治宜滋阴宁心，阳虚者亦在肾，涉及心、脾，治疗宜温肾健脾。当患者烦躁、失眠等症状明显时，以清心安神，调理心、肝为主，兼以补肾，当症状控制后，再以调肾为主。

## 四、临证思辨

绝经终因天癸绝，
气血衰退脏腑竭。
遍查阴阳调冲任，
法和阳阴心神乐。

绝经前后诸证是指妇女在自然绝经期，或因其他原因导致的卵巢功能衰退而出现的一系列症状体征。其临床表现多样，除月经异常外，还有不同程度的全身症状，如头晕头痛、心烦易怒、心前区憋闷，舌象、脉象常变化多端，此症状可延续2～3年，甚至十余年。西医学认为本病多为卵巢功能减退、引起内分泌系统功能失调，心血管、神经系统紊乱，代谢紊乱。中医多根据《素问·上古天真论》中“女子……七七任脉虚，太冲脉衰少，天癸竭，地道不通”之意，认为该病由肾气衰退，精血不足，阴阳失调，脏腑功能失常所引起。

每个女性都会经过绝经前期过渡到绝经期，但只有部分女性会发生绝经前后诸证，绝大多数并未出现明显的全身症状。因此，女子到了七七之年，虽然肾气衰，天癸竭，体质减弱，但只是本病发生的一个内在条件。本病的发生主要由于患者禀赋不足、久病失养、七情所伤、饮食失节，或外邪侵入等因素，从而导致脏腑功能失常，冲任二脉损伤。

冲任属于奇经八脉。《难经·二十八难》说:“其奇经八脉者，比于圣人图设沟渠，沟渠满溢，流入深湖，故圣人不拘通也。”说明，只有十二经之气血充盛，才能使“任脉通，太冲脉盛”从而维持其正常的生理功能。“任通冲盛”才有正常的月经与妊娠。冲、任二脉皆起于胞中，环绕口唇。“冲为血海”“为十二经脉之海”，可调节十二经的气血；“任主胞胎”，为阴脉之海，与足三阴经肝、脾、肾会于曲骨、中极、关元，因此任脉对人体的阴经有调节作用；天癸对人体的生长、发育与生殖及衰老的影响主要是通过冲任二脉以实施。因此，七七之年天癸竭，必然任脉虚，太冲脉衰少，也显示了脏腑气血的衰落。对于绝经综合征的治疗要以调冲任为本，而调冲任又当兼顾调脏腑、和气血，尤其要注意肝、脾、肾三脏。因肝主藏血，为女子之先天；脾主运化，为气血生化之源；肾主藏精，为精血之根本。三脏调和，气血自生，冲任得养，诸症可消。但若肝血不足，血海失盈，肝失疏泄，气滞血瘀；脾失健运，血海空虚，冲任虚衰；肾精亏损，阳失潜藏，肾阳虚衰，经脉失养，冲任二脉尤甚。

女性的生理特点包括月经、带下、妊娠、产褥与哺乳，李时珍的《本草纲目·妇人月水》中云：“女子，阴类也，以血为用。”这样的生理特点使女性精血易耗，围绝经期天癸已竭，冲任已衰，精血更伤。因此，本病虚多实少。用药的选择方面一则祛寒不宜辛温大热，二则清热不宜过于苦寒，三则活血不宜过于峻猛，四则理气不宜攻破。总而言之，诸伐勿过。临床用药我们根据不同的证型分而论之。

肾阴虚："七七"之年，肾阴不足，天癸渐竭，若素体阴虚，或多产房劳伤肾耗精，或数脱于血致精血不足，复加忧思失眠，营阴暗耗，肾阴益亏，脏腑失养，发生本病。肝肾（乙癸）同源，若肾水不足则肝木失养，导致肝肾阴虚，症见头晕目眩、耳鸣、头部面颊阵发性烘热汗出、五心烦热、腰膝酸痛、足跟痛等，加桑寄生、枸杞子、旱莲草、女贞子、桑椹子、麦冬、白芍、钩藤、月季花、鳖甲等滋阴潜阳、镇肝息风；若肾水不足，不能上济于心，心火独亢，热扰心神，神明不安，症见多梦失眠、悲伤欲哭、夜寐汗出，加浮小麦、五味子、酸枣仁、远志、夜交藤、合欢花等养心安神、交通心肾；若肝阳上亢，症见口干便结、尿少色黄，加柴胡、白薇、栀子、莲子心、生地黄、竹叶等养阴柔肝、泻心火。

肾阳虚：绝经之年，肾气渐虚，若素体肾阳亏虚，或过用寒凉及过度贪凉，可致肾阳虚惫；命门火衰而不能温煦脾阳，脾肾阳虚，症见经色淡黯、精神萎靡、面色萎黄、腰背冷痛、小便清长、夜尿频数，加杜仲、淫羊藿、仙茅、鹿角霜、鹿角胶、肉桂等；若脾肾阳虚，水湿内停，湿聚成痰，症见面浮肢肿、乏力等，加黄芪、白术、茯苓、党参、山药、冬瓜皮、淫羊藿等；若肾阳虚封藏失职，冲任不固，不能制约经血，症见月经量多，或崩中漏下，加棕榈炭、艾叶炭、茜草炭、赤石脂、炮姜等温经止血。

肾阴阳两虚：肾藏元阴而寓元阳，阴损及阳，或阳损及阴，真阴真阳不足，不能濡养、温煦脏腑，或激发、推动机体的正常生理活动而致诸症丛生。症见乍寒乍热、烘热汗出、头晕耳鸣、健忘、腰背冷痛，临床可根据阴阳两虚的情况酌情用药。

## 五、验案举隅

**案一：补脾肾，固冲任**

刘某，女，47岁。初诊：2012年10月10日。

主诉：月经前后腰膝酸痛，身面浮肿。

患者近2年月经提前，量多色淡，腰膝酸痛，身面浮肿，月经前后尤甚。末次月经2012年10月8日，平素头晕头痛，心悸不宁，胸闷气短，生气后尤甚。食少便溏，腹胀，四肢不温。舌质淡胖，苔白腻，脉弦滑。

西医诊断：绝经综合征。

中医诊断：绝经前后诸证（脾肾阳虚，心气不足）。

处方：太子参20g，茯苓20g，炒白术20g，桑寄生15g，杜仲15g，远志12g，柏子仁12g，合欢花10g，川断15g，鹿角霜6g，艾叶炭10g，炮姜炭6g。7剂，水煎服。

二诊：2012年10月17日。月经已止，心悸不宁，胸闷气短，腰膝酸痛，身面浮肿较前缓解，大便不成形。守方，加狗脊10g，女贞子9g，五味子6g，泽泻12g，丹参10g。14剂，水煎服。

三诊：2013年12月17日。服上方后，经量较上月少，色淡红无块。因近期家里装修，操劳过度，休息欠佳，迄今下血量多，淋漓不尽，腰酸乏力，舌苔尚润，脉弦细。

处方：白芍15g，炒杜仲12g，桑寄生12g，川断15g，炒白术10g，怀山药15g，海螵蛸9g，茜草9g，地榆炭9g，五味子10g，狗脊10g，山茱萸10g。5剂，水煎服。

四诊：2013年12月22日。服上方后，下血虽止，心慌、气短、浮肿诸症又起，但程度较前轻。舌苔尚润，脉弦细。

处方：太子参20g，茯苓20g，怀山药18g，白术15g，车前子12g，泽泻12g，女贞子12g，旱莲草15g，桑寄生10g，远志10g，汉防己8g，炙甘草6g。7剂，水煎服。

五诊：2013年12月30日。心慌、气短、浮肿诸症基本消退，但腹胀便稀，腰腿酸软，守方再予乌药6g，杜仲10g，苍术10g，肉桂3g。14剂，水煎服。

服上方后无明显不适，改予柏子养心丸和归脾丸交替服用。

按语：此例患者脾肾阳虚，统摄失职，冲任不固，月事超前，量多不止，食少腹胀，下利清谷，脾虚不运，清阳不升。因此，《黄帝内经》中有“清气在下则生飧泄，浊气在上，则生䐜胀”之说。头晕腰酸、周身浮肿、四肢不温乃肾阳虚乏，髓海不充，气不化水，水液代谢异常，即《黄帝内经》“肾为胃之关，关门不利，故聚水以从其类”之谓。治用参、苓、术、草健脾益气；川断、桑寄生、杜仲、鹿角霜温肾助养，冲任得固，则血自止，水肿即消。药用柏子仁、远志、安神定志，兼顾心脉，心主血脉，血脉得通，冲任气血充足。

**案二：滋补肝肾，调补心脾**

葛某，女，49岁。初诊：2010年4月3日。

主诉：失眠多梦2年余。

患者绝经3年余，绝经后时有头晕心悸，入夜潮热，卧则辗转不眠，寐则易醒，烘热汗出，纳差，大便稀溏，口干不欲饮，舌质淡红，舌苔薄白，脉沉细弱。

西医诊断：绝经综合征。

中医诊断：绝经前后诸证（脾肾阳虚证）。

处方：太子参20g，炒白术15g，茯苓15g，山药15g，炒酸枣仁10g，远志10g，龙眼肉6g，女贞子12g，佩兰3g，五味子5g，合欢花6g。7剂，水煎服。

二诊：2010年4月11日。药后饮食睡眠较前好转，心悸发作明显减轻，仍有烘热汗出，入夜潮热，但程度稍有减轻。腰膝酸软，时有肢体麻木。

处方：太子参20g，炒白术15g，茯苓15g，山药15g，炒酸枣仁10g，远志10g，桑寄生15g，旱莲草10g，浮小麦15g，首乌藤15g，女贞子12g，合欢花6g。14剂，水煎服。

服上方后，睡眠较前好转，潮热盗汗情况基本控制，偶有乏力，间断服用上方稳定疗效，以图善后。

按语：患者已是七七之年，天癸已竭，地道不通。症见腰酸、潮热、烘热汗出、失眠、心悸等，为肝肾阴虚，虚阳上浮，心神不宁。治用参、术、苓、山药等健脾益气；茯苓淡渗利湿健脾；酸枣仁、远志、龙眼肉、夜交藤、合欢花以强心安神定志；女贞子、旱莲草、桑寄生等滋补肝肾，以涵虚焰。此例重在补益心脾、滋养肝肾。

**案三：滋补肝肾，凉营止崩**

杭某，女，47岁。初诊：2012年9月3日。

主诉：经期延长3个多月。

患者14岁初潮，既往月经规律，3/（28～30）天，3个月前因劳累后出现经期延长，行经15天，量中等，色鲜红，有血块，轻度痛经，末次月经2012年8月30日，今日月经周期第5天，无特殊不适，纳眠可，二便调。舌淡暗，苔薄白，脉沉细。孕2产1，2007年因CIN Ⅱ行宫颈锥切术，术后规律复查TCT未见明显异常。

B超：子宫腺肌症，子宫大小为5.4cm×6.4cm×5.0cm，子宫肌瘤，大小为0.8cm×0.7cm，子宫内膜厚0.5cm，回声不均，双侧附件未及明显异常。

西医诊断：绝经综合征，子宫肌瘤，子宫腺肌症。

中医诊断：绝经前后诸证（肾阴虚证）。

处方：女贞子15g，枸杞子15g，蛇床子5g，夏枯草10g，荔枝核10g，牡丹皮10g，椿根白皮10g，侧柏炭10g，旱莲草10g，茜草10g，鱼腥草10g，三七粉3g。14剂，水煎服。

二诊：2012年9月20日。末次月经2012年8月30日。今日月经第22天，无特殊不适，纳眠可，二便调，舌淡暗，苔薄黄，脉沉弦。

处方：女贞子12g，覆盆子10g，地骨皮10g，牡丹皮10g，椿根白皮3g，旱莲草10g，夏枯草10g，百合10g，荷叶10g，生麦芽12g，月季花6g，郁金6g，远志10g，北沙参15g。14剂，水煎服。

三诊：2014年11月13日。服完上方中药后，月经周期已正常。后患者食素半年后恢复正常饮食，再次出现经期延长，末次月经2014年10月20日至11月9日，量多，夹大量血块，色鲜红，无痛经。现无头晕，面色苍白，纳可，眠差，二便调。B超：子宫内膜厚1.1cm，双卵巢无回声，左侧卵泡大小为2.2cm×1.1cm，右侧卵泡大小为1.7cm×0.3cm。

处方：生牡蛎15g，夏枯草10g，牡丹皮10g，茜草炭10g，三七粉6g，连翘10g，金银花15g，白芍15g，阿胶珠15g，旱莲草10g，女贞子15g，黄芪30g，白术15g，远志10g，郁金10g，地骨皮10g。14剂，水煎服。

四诊：2014年11月25日。末次月经2014年11月24日，量多，色红，血块较前明显减少，轻度痛经伴恶心、气短，今日月经周期第2天，月经量仍稍多，伴腹痛，纳眠可，二便调，舌淡红，苔薄黄，脉沉细。

处方：太子参15g，南沙参15g，白术15g，山药15g，女贞子15g，覆盆子10g，生牡蛎20g，海螵蛸10g，茜草炭10g，侧柏炭10g，藕节10g，三七粉3g，炒白芍15g，阿胶珠15g，远志10g，生甘草5g，生黄芪20g。14剂，水煎服。

后患者月经量减少，经期7天左右，基本正常。

按语：患者经期延长，行经15天，量中等，色鲜红，有血块为肝肾阴虚，热扰胞宫，予椿根白皮、侧柏炭、藕节清热止血，三七、茜草化瘀止血；阿胶珠、白芍、女贞子、旱莲草、牡丹皮、地骨皮、百合、沙参滋阴潜阳；考虑患者出血时间较久，予金银花、连翘清热解毒预防感染；考虑患者子宫肌瘤、子宫腺肌病病史，加生牡蛎、夏枯草化痰软坚散结；同时予远志强心安神定志。

## 六、要义点睛

本病以肾虚为本，肾的阴阳平衡失调，影响到心、肝、脾三脏，从而发生一系列的病理变化和诸多证候。因妇女一生中经历经、孕、产、乳，数伤于血，因此体质常为“阴常不足，阳常有余”的状态。经断前后，肾气虚衰，天癸先竭，临床以肾阴虚常见。但由于体质因素或阴阳相互转化等因素，也可表现为偏肾阳虚，或阴阳两虚，由于生活、环境等因素可兼有气郁、痰湿、瘀血等兼夹之证。

中医药对本病的防治，不但能调理脏腑，又能调整肾之阴阳失衡，达到调冲任以养天癸的目的。从根本治疗本病，尚未有明显的毒副作用，被广大患者所接受。当然除了药物治疗外，还应从心理疏导、家庭配合与支持、社会调节、生活调摄等方面进行辅助治疗。

# 卵巢储备功能下降

## 一、概述

卵巢储备功能是指卵巢内存留卵泡的数量和质量，反映卵巢皮质区卵泡生长发育形成优质卵母细胞的能力，即女性的生育潜能和生殖内分泌功能。卵巢储备功能下降(DOR)，即卵巢产生优质卵母细胞的能力减弱，卵泡细胞质量下降，导致女性生育能力下降。

卵巢储备功能下降导致越来越多的年轻女性过早出现了月经稀发、不孕及流产，并大大降低辅助生育技术成功率。近年来，随着社会的发展，文化观念、生活环境、工作压力等的改变，使 DOR 发病的危险因素增加，其发病率有逐年上升的趋势。DOR 所致不孕症约占不孕症的 10%，且呈现不断上升趋势。该病严重影响着广大妇女的生殖健康和生活质量，若不及时治疗，可进一步发展为卵巢早衰（POF），最终出现闭经等症状。卵巢功能衰退是一渐进性过程，从卵巢储备功能下降到卵巢功能衰竭、闭经需要 1 ~ 6 年。因此，提高妊娠率，预防卵巢早衰，保护妇女的生殖功能为治疗本病的目的。

## 二、西医诊疗精述

### 1. 病因病理

（1）遗传因素：该病的遗传学异常主要是 X 染色体异常，

包括部分缺失、倒位及易位等，这些异常均可影响卵母细胞的生长、发育和成熟。并且随着年龄增长，线粒体 DNA 突变、端粒酶活性下降与端粒缩短等累积性损伤，也对卵泡的数量与质量有影响。

（2）卵巢破坏性因素：卵巢破坏性因素包括卵巢手术史、放化疗史、盆腔感染等，凡是对盆腔进行手术操作有可能触及卵巢的手术都可以算在内。其对卵巢的损伤机制可能与破坏卵巢血供及损害卵母细胞、导致卵巢间质纤维化或坏死等有关，从而影响卵巢卵母细胞的数量及质量。

（3）免疫因素：卵巢的自身免疫反应可以破坏卵巢，导致成熟前卵泡闭锁、卵子退化。患者存在多种自身免疫性抗体（如抗卵巢抗体、抗核抗体、抗透明带抗体、抗心磷脂抗体等）或伴有自身免疫性疾病（如桥本甲状腺炎、类风湿关节炎、系统性红斑狼疮等）等可能导致 DOR 的发生。

（4）感染因素：在儿童期或青春期患流行性腮腺炎的患者常常有可能合并性腺炎症及性功能异常，导致卵巢功能部分或全部丧失，造成 DOR 甚至 POF 的发生。此外，痢疾杆菌、麻疹病毒、巨细胞病毒感染及严重的结核性、淋菌性或化脓性盆腔炎等亦可破坏卵巢组织，造成卵巢功能减退。

（5）环境、社会心理和生活方式的因素：环境污染、不良生活习惯及现代人的工作压力、学习压力等都有可能成为 DOR 的病因。长期紧张、焦虑、抑郁的不良精神状态亦容易诱发中枢神经系统及下丘脑 – 垂体 – 性腺轴分泌异常，导致 DOR 的发生。

（6）其他因素：女性初潮年龄、受教育程度高、婚姻家庭状况差、多次流产、不恰当的避孕措施、慢性疾病等均可与

DOR有关。随着辅助生殖技术的发展，过多或不规范的促排卵治疗或取卵手术和患者的卵巢储备功能下降之间存在关联，患者的卵巢储备功能随着接受采卵手术的次数的增加而不断下降，但尚不能完全排除年龄因素的影响。

**2. 临床表现**

早期可表现为月经提前、月经量少，随着病情的发展，表现为月经稀发，部分患者表现为不孕及反复流产。进一步发展，可出现卵巢早衰而闭经。

**3. 诊断**

（1）年龄：是预测卵子质量的最好指标。31 ~ 37岁妇女卵泡数减少加速，生殖能力减弱。

（2）基础卵泡刺激素(FSH)和基础雌二醇($bE_2$)水平：基础FSH ≥ 15mIU/mL时，提示卵巢功能的衰退。也有的指南将≥ 12mIU/mL或≥ 10mIU/mL定义为卵巢功能衰退的隐匿期，FSH继续升高反映卵巢储备的降低。基础FSH是预测卵子数量较好的指标。$bE_2$ ≥ 80pg/mL或$bE_2$ < 20pg/mL时也提示卵巢功能减退。FSH正常而$bE_2$水平≥ 80pg/mL是介于卵巢功能衰竭和正常者之间的中间阶段。

（3）FSH/LH比值：随着卵巢功能的降低，基础FSH和LH水平均是上升的，但基础FSH比LH升高更明显，因此卵巢储备的降低首先表现为基础FSH/LH比值升高，故它可以提高基础FSH预测卵巢储备功能的敏感性。

（4）AMH：又称为米勒管抑制物。在女性，AMH主要表达于原始卵泡和窦前卵泡，由卵巢颗粒细胞产生，AMH可以促进早期阶段卵泡发育。

（5）超声诊断学指标：随着年龄的增长，卵巢体积、卵泡数和卵巢基质血流参数减少。卵巢体积和受精率在不同的年龄组明显不同；在相同的年龄组中，窦卵泡数量越多、卵巢体积越大、卵巢基质血流越丰富者获卵数越多、妊娠率越高。①AFC：月经周期第2～5天经阴道B超下，可以直观地计数直径在2～10mm的卵泡数。窦卵泡的数量反映卵巢储备和IVF周期卵巢的反应性，如果双侧AFC在3～6个则预示IVF周期卵巢低反应及较低的获卵率。②卵巢体积：随着年龄增长，卵泡储备降低，卵巢体积会下降。尽管卵巢体积能预测卵巢储备和反应性，但不能够预测卵子质量。

**4. 治疗**

（1）生活干预：建立正常的饮食作息规律，规范饮食结构，多食用新鲜蔬菜、水果、鱼类、猪瘦肉、鸡蛋等，尤其是富含维生素、多不饱和脂肪酸的食物。保持愉悦的心情，减少生活和工作压力，避免熬夜，增强体质，减少某些对卵巢功能有损害作用的药物或治疗方式，进行适当的体力和脑力活动，建立科学健康的生活方式等对改善卵巢功能低下症状均有极大帮助。

（2）激素补充治疗（HMT）：该方法主要是模拟人体正常性生理周期，通过口服或注射的方法将外源性的激素直接作用于靶器官，促进卵泡生长、成熟及排出，按周期服药以调整月经周期，通过激素的反馈作用调节HPO轴功能，调理生殖内分泌，替代并补充患者体内自身激素缺乏，提高DOR患者生活质量。临床上常用的激素补充治疗的方案有补佳乐加黄体酮周期序贯法，或服用克龄蒙、妈富隆等来建立人工周期。该法虽然方便且见效快，但长期应用会增加乳腺癌、子宫内膜增生甚至癌变等疾病的发病风险，故临床运用时需严格把握适应证，制订个体化方案。

（3）脱氢表雄酮（DHEA）：DHEA是由肾上腺、中枢神经系统、卵巢卵泡膜细胞共同分泌的一种激素，它具有雄激素活性，广泛分布于人体的组织器官和循环系统中，在外围组织中代谢，能够转化为更具活性的雄激素和雌激素，与卵巢功能关系密切。一般认为DHEA的减少与人体衰老有关。有研究表明，添加DHEA能够改善卵巢储备功能，降低流产率，减少胚胎非整倍体性，改善卵巢功能，提高妊娠率。

（4）辅助生殖技术体外受精－胚胎移植（IVF-ET）：该方法已成为治疗DOR导致不孕症患者的常规方法。在IVF周期中，DOR患者面临卵巢低反应的风险，并且获卵率、优胚率均低于正常女性，且妊娠成功后，流产率较高。因此，临床上采用多种方案，如微刺激、拮抗剂、自然周期、短方案等，结合患者实际、评估患者卵巢功能后制订个体化方案，在IVF之前使用药物干预，改善卵巢储备功能，从而获取优质卵泡。

总而言之，西医治疗本病以激素补充或人工周期治疗为主，其副作用为可能导致肝功能受损及血栓形成。这类方法显效较快，但复发率高，效果不能维持，只能改善其症状，并不能从根本上实效性地改善卵巢功能，而且这类方法的安全性和有效性始终存在着争议。

## 三、中医病机溯源

中医并没有“卵巢储备功能下降”的概念，根据临床表现及证候特点，涉及“月事稀发”“血枯”“闭经”“不孕”“经断前后诸症”等多个妇科疾病。

肾与女性卵巢生理功能密切相关，主宰着女性生殖机能的发育、旺盛与衰退，肾对女性卵巢生理功能的实现起着决定性作用。正如《傅青主女科》云“经本于肾”“经水出诸肾”。肾藏精，肝藏血，乙癸同源，肾精有所藏，则肝血充足；肝主疏泄，肾主闭藏，两者一开一阖，藏泻有序，则经候如常。脾为后天之本、气血生化之源，统摄血液，固摄子宫，也与女子月经密切相关。妇女月经的产生过程与脾、肝、肾三脏的关系最密切，并以肾为主导。精气是构成人体的基本物质，也是人体生长发育及各种功能活动的物质基础。一旦肾气不足，肾精亏虚，肾－天癸－冲任－胞宫生殖轴的生理功能难以正常运行，累及他脏，脏腑、气血、经络、胞宫功能出现失常，导致妇女出现月经过少、月经稀发甚至闭经等症状。因此，肾精充盛是卵巢储备功能的内在基础，肾虚是卵巢功能下降的根本病因，同时可伴有冲任失养或冲任瘀滞等病机。目前，本病大致可分为肾虚、肾虚血瘀、肾虚肝郁、脾胃虚弱等证。在临床治疗思路上，多以补肾为大法，结合临床辨证，或养血活血，或疏肝解郁，或健脾益气；同时，根据月经周期的阴阳变化进行调周治疗；除内服中药外，还可采用针灸治疗、中药外敷、食药结合等治疗方法。

## 四、临证思辨

卵巢汇聚女人精，
瘀血耗伤甚闭经。
唯有平补并休养，
肾脾瘀虚可复兴。

金哲教授认为本病的病因病机：肾精不足，冲任虚衰为本；血虚血瘀为其病理状态；并兼具心、肝、脾三脏功能失调。

《素问·上古天真论》云："女子……二七而天癸至，任脉通，太冲脉盛，月事以时下，故有子……七七任脉虚，太冲脉衰少，天癸竭，地道不通，故形坏而无子也。"《医学正传》云："月水全赖肾水施化，肾水既乏则经水日以干涸。"《傅青主女科》云："经水出诸肾。"金哲教授根据《黄帝内经》理论，认为女子月经的来潮是由肾气的盛衰决定的，肾精不足，不能滋养癸水，则癸水枯竭，无以滋养冲任，则冲脉衰，任脉虚，地道不通而经水逐渐干涸。因此，DOR 及 POF 的病机本质为肾精不足，冲任虚衰。先天不足，或后天失养、受损均可导致肾虚。肾虚封藏失司，故见月经先期；肾精不足，血海不充，则见月经量少；肾精不能滋养癸水冲任，则见月经后期，甚则闭经。肾精不足，冲任虚衰，不能摄精成孕，则见不孕。

气为血之帅，肾气不足则血行不畅，冲任失调，月经不行。肾虚与血瘀关系密切，常常互为因果，最终可致胞脉瘀阻，新血难生，冲任失养，进而出现卵巢储备功能下降直至衰竭的诸多症状。临证多见月经后期或闭经，婚久不孕，经量少，色黯有血块，舌质淡暗或有瘀斑，脉细涩。因而，血海不足，经脉瘀阻是 DOR、POF 的基本病理状态。

女子以肝为先天，以血为用，本病患者肾水不足，血海空虚，阴血不能养肝，肝失柔润，则疏泄太过，久致肾虚肝郁，可致月经先期，疏泄不及，可致月经后期、闭经。日久耗伤阴血，则无血可下，出现闭经，导致卵巢早衰。肝气不舒，则见烦躁抑郁。加之现代社会生活节奏紧张，工作压力偏大，患者久病焦虑，均可导致肝郁之证。

生活失调，饮食不节，思虑抑郁，均可伤及脾胃而致脾气不足。脾肾两虚，肾阳不足，不能温煦脾阳，也可导致脾失健运。反之，脾虚精微不化，亦不能滋养先天而加重肾虚。脾不生血，则血海空虚而致月水枯竭。

心居上焦属火，肾居下焦属水，坎离既济则心肾相互协调。肾阴不足不能涵养心阴，则心火独亢，心肾不交，可见心烦、失眠、多梦。心火下炎，更可灼伤肾阴加重阴血亏虚，可见月经量逐渐减少而闭经。

## 五、验案举隅

**案一：**

崔某，38 岁。初诊日期：2013 年 10 月 22 日。

主诉：未避孕未孕 3 年。

患者未避孕未孕 3 年，曾于外院就诊，欲行 IVF，因卵巢功能低下（FSH：32.9mIU/mL）未入周期治疗，予克龄蒙口服效不佳。平素月经：（3 ～ 5）/（28 ～ 30）天，PMP：2013 年 9 月 14 日，LMP：2013 年 10 月 15 日至 10 月 18 日，今 M8，纳可，二便调。既往史有 DOR（FSH：32.9 mIU/mL）。体格检查：舌淡暗，苔薄白，脉沉细。辅助检查：性激素六项（2013 年 10 月 17 日）：PRL 336.4ng/mL，P 0.886mIU/mL，FSH 32.9mIU/mL，LH 14.02mIU/mL，$E_2$ 20.08pg/mL，T 34.12ng/dL。

西医诊断：不孕症，卵巢储备功能低下。

中医诊断：不孕症（脾肾两虚，冲任失养）。

治法：补肾健脾，养血通络。

处方：菟丝子15g，紫河车6g，紫石英6g，桑寄生15g，白术15g，山药15g，当归15g，鸡血藤15g，红景天10g，绞股蓝10g，三七粉6g，杜仲10g，生麦芽12g，阿胶珠15g，北沙参15g，茯苓15g。14剂，水煎服。

二诊：2013月11日5日。患者月经周期22天，诉眠可，二便调，服克龄蒙中，因子宫内膜薄，未入IVF周期，未同房。舌淡暗，苔白，脉沉细。

2013年10月29日TVS（M15）：En 0.5cm，回声均，左卵巢无回声：0.6cm×0.4cm，右卵巢无回声：0.8cm×0.4cm。

处方：蛇床子3g，川断15g，巴戟天6g，桑寄生15g，杜仲6g，茯苓15g，赤芍15g，丹参15g，川芎10g，月季花10g，钩藤10g，红景天10g，绞股蓝10g，独活10g，路路通10g，生麦芽12g，远志10g，阿胶珠12g。10剂，水煎服。

三诊：2013年11月19日。LMP：2013年10月15日～18日，今M34，昨日北医三院予补佳乐2mg，每日1次，行人工周期，现多梦，晨起便溏。纳可，舌暗紫，苔薄黄，脉沉细。

B超（2013年10月28日）示：子宫3.6cm×3.3cm×3.1cm，En：0.5cm，ROV：2.1cm×1.2cm，LOV：2.0cm×1.1cm。

处方：枸杞子15g，桑椹子15g，女贞子12g，菟丝子15g，当归15g，赤芍15g，白芍15g，首乌藤15g，鸡血藤15g，龙眼肉10g，炒白术15g，扁豆10g，杜仲6g，牡丹皮10g，三七粉6g，红景天10g，生麦芽15g，北沙参15g，砂仁6g。14剂，水煎服。

四诊：2013年12月5日。LMP：2013年11月20日至11月26日（补佳乐＋地屈孕酮），量少，色暗，血块（－），痛经（–）。经前左下腹疼，今M16，纳可，多梦，前几日腹泻，现仍便溏。舌淡暗，苔薄白，脉沉细。

处方：巴戟天6g，覆盆子10g，菟丝子15g，山茱萸10g，炒白术15g，山药15g，扁豆10g，杜仲6g，阿胶珠12g，赤芍15g，白芍15g，制首乌15g，红景天15g，黄芪25g，生麦芽12g，荷叶10g，香附6g。14剂，水煎服。

五诊：2013年12月19日。2013年11月28日起行人工周期治疗，现纳可，多梦，便溏，小便可。舌胖，淡暗，苔薄白，脉沉细。

处方：党参15g，黄芪15g，炒白术15g，茯苓15g，扁豆10g，龙眼肉12g，炒当归15g，熟地黄15g，鸡血藤15g，阿胶珠15g，杜仲10g，郁金6g，远志6g，紫石英6g，紫河车10g，桑寄生15g。14剂，水煎服。

六诊：2014年5月20日。准备IVF，LMP：5月15日，5天净，量不多，色红，血块（+），痛经（–），要求中药调理，饮食二便可，现M6，舌淡暗，苔薄白，脉沉细。

处方：太子参15g，北沙参15g，白术15g，山药15g，当归15g，赤芍15g，白芍15g，怀牛膝15g，杜仲10g，阿胶珠15g，红景天15g，绞股蓝10g，生麦芽15g，茵陈10g，陈皮3g，月季花6g，丹参15g，黄芪30g。14剂，水煎服。

七诊：2014年7月29日。患者LMP：2014年7月12日，现纳眠可，小便可，大便不成形，余无不适。舌淡暗，苔薄黄，脉沉细。复查性激素：FSH 5.73mIU/L，LH 8.72 mIU/L，复查IVF提示子宫内膜厚0.7cm，内膜及内膜下可见血流信号。患者进入促排周期并成功妊娠。

按语：本患者因不孕准备行IVF治疗，疗前查血清基础

FSH 32.9 mIU/mL，临床表现为不孕、月经不调，可确诊为卵巢储备功能下降。患者行人工周期治疗，激素改善不明显，多次B超提示子宫内膜薄，疗效欠佳，故不能进入IVF周期。因此，改善患者的卵巢储备功能，增加子宫内膜厚度及血运，为患者行IVF创造条件为本患者的治疗目标。金哲教授在给予患者人工周期治疗的同时给予中药口服，经过1年的治疗，患者卵巢储备功能得到改善，子宫内膜增厚，得以进入IVF治疗并成功妊娠。

金哲教授认为肾主生殖，肾为冲任之本，故肾精不足为卵巢储备功能下降的基本病机。加之本患者年过五七，阳明经脉气血渐衰，结合舌淡、脉沉细，辨证为脾肾两亏，冲任失养。肾气不足，无以滋养冲任，故不能摄精成孕。脾虚，气不生血，故冲脉血海不足，血不养神，故失眠。脾失健运，湿邪内生，故便溏。患者病程日久，阴血不足无以养肝柔肝，则见肝郁，气不行血，则见冲任瘀滞，故见舌暗，经血有块。

首诊方中以菟丝子、紫河车、紫石英、桑寄生、杜仲滋肾养肾，白术、山药、茯苓健脾益气，当归、阿胶珠、鸡血藤、红景天、三七粉养血活血，沙参养阴，麦芽疏肝，绞股蓝增加免疫力。

菟丝子：甘辛、微温，归肾、肝、脾经，既可补阳，又可益阴，可滋补肝肾、固精缩尿、安胎、明目、止泻，具有温而不燥、补而不滞的特点。始载《神农本草经》，被列为上品。《神农本草经》：主续绝伤，补不足，益气力，肥健人，久服明目。《药性论》治男子、女子虚冷，填精益髓，驻悦颜色。《雷公炮炙论》：补人卫气，助人筋脉。《名医别录》：养肌强阴，坚筋骨，主……寒血为积。现代药理研究显示，菟丝子可延缓衰老，提高性活力，增强下丘脑－垂体－卵巢促黄体功能。金哲教授认为本品滋肾填精，阴阳双补，治疗肾精虚衰的月经不调、不孕常以此为君药。

紫河车：性味甘、咸、温，入肺、心、肾经，有补肾益精、益气养血之功。李时珍的《本草纲目》记载本品为“父精母血，相合而成”。《本经逢原》：“紫河车禀受精血结孕之余液，得母之气血居多，故能峻补营血，用以治骨蒸羸瘦，喘嗽虚劳之疾，是补之以味也。虽后天之形，实得先天之气，显然非他金石草木之类所比。其滋补之功极重，久服耳聪目明，须发乌黑，延年益寿。”现代药理研究认为，胎盘含蛋白质、糖、钙、维生素、免疫因子、女性激素、助孕酮、类固醇激素、促性腺激素、促肾上腺皮质激素等，能促进乳腺、子宫、阴道、睾丸的发育，对甲状腺也有促进作用，激活人体内的衰老细胞及细胞再生功能。金哲教授认为本品为血肉有情之品，以味补形，可大补气血及肾精，提高激素水平，尤其适合本患者脾肾两虚之证。

紫石英：甘，温。入心、肝、肾、肺经。可镇心定惊、温肺下气、益血暖宫。《本草纲目》：“紫石英上能镇心，重以去怯也。下能益肝，湿以去枯也。”心主血，肝藏血，其性暖而补，故心神不安，肝血不足及女子血海虚寒不孕者宜之。《本草经疏》：“紫石英，其主女子风寒在子宫，绝孕无子者，盖女子系胎于肾及心包络，皆阴脏也，虚则风寒乘之而不孕，非得温暖之气，则无以去风寒而资化育之妙。此药填下焦，走肾及心包络，辛温能散风寒邪气，故为女子暖子宫之要药。”现代药理研究证实，紫石英有兴奋中枢神经、促进卵巢分泌的作用。金哲教授认为本品温营血而润养冲任，常用于改善肾阳不足，子宫内膜薄，月经量少的病症。

三七：《医学衷中参西录》记载：三七化瘀血而不伤新血，为理血妙品。《中药大词典》："三七生吃，祛瘀生新，熟服可补益健体。"《本草纲目新编》记载：此药得补而无沸腾之患，补红得此而有安静之休也。现代药理研究证实，三七还有促进造血功能、保护心脑血管、调节血糖、提高免疫力、延缓衰老的作用。卵巢储备功能下降的患者，辨证多兼有冲任血海不足、血行瘀滞的特点，故金哲教授喜用三七养血活血，改善血瘀状态，使胞宫冲任得以滋养。

二诊患者子宫内膜仍薄，舌淡暗，苔白，脉沉细，辨证仍为脾肾两虚，冲任失养。继以川断、巴戟天、桑寄生、杜仲温肾活血，稍佐蛇床子温肾助阳；赤芍、丹参、阿胶珠、川芎、月季花、红景天养血活血；麦芽、钩藤疏肝，远志安神定志；茯苓健脾祛湿；更加入路路通、独活通络，促进子宫内膜的血运以达到滋养内膜的目的；红景天、绞股蓝增加免疫力。

羌活：辛苦温，具有散表寒、祛风湿、利关节之功效。辛味药发散宣通，辛香走窜，能通能行，化湿开窍，具有化瘀通络，促进血液运行，使体内气血畅通的作用。方中加入本品取其行气活血、发散通络的作用，促进子宫内膜的血运以达到滋养内膜的目的。

蛇床子：辛、苦，温，归肾精，性温热可助阳散寒，辛苦又具燥湿祛风之功，《名医别录》："温中下气，令妇人子脏热，男子阴强，好颜色，令人有子。"《药性论》："治男子、女人虚。"《日华子本草》："治暴冷，暖丈夫阳气，助女人阴气。"现代药理研究证实，蛇床子能延长小鼠交尾期，增加子宫及卵巢重量；其提取物也有雄激素样作用，可增加小鼠前列腺、精囊、提肛肌重量。金哲教授在本方中大量使用滋养阴血药物的同时，加入少量蛇床子，取其温肾助阳之功，使阴阳互生，补而不滞。

红景天：扶正固本、补气养血、滋阴益肺，红景天具有类似人参“扶正固本”的“适应原样”的作用，所含有效成分具有强心镇静、调节新陈代谢、调节神经系统和内分泌系统，以及双向调节血糖、血压的作用。治疗本病时，常用本品取其扶助正气、增强免疫力的功效。

绞股蓝：药理研究证实本品具有提高免疫力、降血糖、调节女性内分泌、降血脂、降血压、促睡眠、抗疲劳、强力、健身、抗癌的作用。金哲教授善用本品，取其提高免疫力、延缓衰老，从而达到改善卵巢功能的目的。

三诊，B超显示子宫仍小，内膜薄，舌暗，脉沉细，多梦，脾肾两虚，兼有心血不足。枸杞子、桑椹子、女贞子、菟丝子、杜仲补肾填精；当归、赤芍、白芍、首乌藤、鸡血藤、龙眼肉养心血；炒白术、扁豆健脾土；丹皮、三七粉、红景天活血通络。

四诊患者仍有便溏，舌淡暗，苔薄白，脉沉细。考虑患者脾虚严重，后天不养先天，故方中在补肾健脾养血的同时，加入黄芪25g以加强补脾益气的作用，同时加用荷叶既可祛湿，又可防上火。

桑椹子：桑椹性味甘寒，具有补肝益肾、生津润肠、乌发明目等功效。《滇南本草》：“益肾脏而固精，久服黑发明目。”《随息居饮食谱》：“滋肝肾，充血液，祛风湿，健步履，息虚风，清虚火。”现代研究还发现桑椹具有调节免疫、促进造血细胞生长、抗诱变、抗衰老、降血脂、护肝等保健作用。金哲教授常用本药与枸杞子、女贞子、菟丝子配合使用，取其质地柔润，滋养阴精之功。

首乌藤：养心，安神，通络，祛风。治失眠，劳伤，多汗，血虚身痛，痈疽，瘰疬，风疮疥癣。《本草再新》："补中气，行经络，通血脉，治劳伤。"《饮片新参》："养肝肾，止虚汗，安神催眠。"患者脾肾两虚，心失所养，故出现失眠多梦，故用首乌藤既可安神定志，又可补虚通络。

龙眼肉：龙眼肉味甘性温，归心、脾经，适用于心脾两虚证及气血两虚证患者。

五诊患者症状改善不显，又加入党参加强益气之功，当归炒用防润肠通便，紫石英、紫河车温肾活血，佐以郁金活血清热、疏肝定志。经治患者腹泻止，仍以黄芪 30g 配合补肾养血治疗。经治患者复查性激素：FSH 5.73mIU/L，LH 8.72 mIU/L。复查 IVF 提示子宫内膜厚 0.7cm，内膜及内膜下可见血流信号，顺利进入 IVF，成功妊娠。

金哲教授对本病的治疗核心为补肾填精、养血活血，以提高癸水水平，补阴思路贯穿始终。同时与辨证相结合，佐以疏肝健脾，用药灵活，取得良好疗效。治疗以五子衍宗丸为基础补肾填精，配合川断、杜仲、紫河车、桑寄生阴阳双补。同时，还特别注重益气养血、滋养冲任，选用党参、黄芪、阿胶、红景天益气养血，扁豆、白术健脾利湿止泻。养血同时，注重活血通络，选用丹参、鸡血藤养血活血，路路通、羌活活血通络。麦芽、远志、月季花、香附解郁安神。通过补肾健脾、养血活血、疏肝通络的治疗，患者子宫内膜增厚，血卵泡促排卵刺激素下降，卵巢储备功能得到改善，为进一步行体外受精 - 胚胎移植 (IVF-ET) 治疗奠定基础。

**案二：**

王某，36岁。初诊日期：2013年8月20日。

主诉：月经提前伴量少1年。

患者平时工作繁忙。1年来月经（3～4）/21天，PMP：7月17日，LMP：8月13日至8月15日，量少色淡，无血块及痛经，经前乳房胀痛。现月经周期第8天，纳可，眠差易醒，大便时干时稀。既往体健，未婚，否认性接触史。体格检查：舌黯红，苔薄黄，脉细沉。辅助检查：性激素六项，PRL 532.3 ng/mL，P 1.01mIU/mL，LH 15.48mIU/mL，FSH 14.77mIU/mL，$E_2$ 35.21pg/mL，T 35.31ng/dL。

西医诊断：卵巢储备功能低下。

中医诊断：月经先期，月经量少（肝肾阴虚，肝郁脾虚）。

治法：补肾滋阴，疏肝健脾。

处方：菟丝子15g，覆盆子10g，山萸肉10g，桑椹子15g，生白术15g，山药15g，当归15g，鸡血藤15g，三七6g，百合10g，莲子心3g，郁金10g，合欢皮10g，远志10g，生麦芽12g，茯苓15g。14剂，水煎服。

二诊：2013年10月29日。患者月经先期明显改善，PMP：9月6日，IMP：10月3日。经量略有增加，睡眠改善，烦躁、乳胀缓解。便稀。舌淡红，苔薄白，脉细。治疗仍以补肾健脾、疏肝养血为法。

处方：太子参15g，南沙参15g，白术15g，山药15g，当归15g，熟地15g，赤芍15g，杜仲10g，阿胶珠15g，龙眼肉12g，红景天10g，绞股蓝10g，黄芪25g，鸡血藤15g，生麦芽15g，丹参12g。20剂，水煎服。

三诊：2014年2月18日。患者近两月月经25天一行，量略少，色淡暗。仍有疲乏、烦躁，睡眠时好时坏，大便基本正常。舌淡红，苔薄白，脉细。治疗继以补肾滋阴、疏肝健脾养血为法。

按语：本患者月经量少、月经提前病史1年，血LH：15.48mIU/mL，FSH：14.77mIU/mL，符合卵巢储备功能下降的诊断。金哲教授认为此患者年龄亦过五七，阳明经脉气血渐衰，冲任血海不足，故月经量少。后天不养先天，肾阴亦不足，冲任失于固摄，出现月经先期。阴气不足，血不柔肝，加之工作繁忙，气恼劳碌，肝气不舒。肝失疏泄，郁而化热，迫血妄行，故见月经先期。肝经循乳，故经前乳胀。肝脾不合，则大便时干时稀。血不养神，故眠差。结合舌黯红、苔薄黄、脉细沉，辨证为肝肾阴虚，肝郁脾虚。治疗以滋肾养阴、健脾养血柔肝为法。方中以菟丝子、山萸肉、覆盆子、桑椹子滋肾养阴，当归、鸡血藤养血，白术、山药、茯苓健脾，郁金、麦芽、莲子心疏肝清热，合欢皮、百合、远志安神定志，经治患者月经先期明显改善，睡眠好转。舌淡红，便溏，仍属心脾两虚，二诊予归脾汤加减养血健脾调经。金哲教授喜用阿胶珠养血，认为阿胶珠用蛤粉炒成珠后，降低了滋腻之性，同时降低了碍胃的副作用，增强养阴润肺作用而不生湿，且价格较阿胶低廉，适用于阴血不足，冲任失养之证。以后继以归脾汤加减治疗，患者症状逐渐改善。

金哲教授治疗卵巢储备功能下降，充分重视肝、脾、肾三脏共同调节月经的重要作用。除以补肾填精为基本治疗方法外，重视调整患者的精神情绪状态，也重视调整后天的健运功能，使脾气健运，肝气正常疏泄，血足则神志安宁，冲任得以滋养。

**案三：**

吕某，36岁。初诊日期：2014年2月10日。

主诉：月经提前4年，未避孕未孕1年。

既往月经规律（6～7）/30天，量中，G1P0。2010年9月调换工作，精神压力大，经期逐渐缩短，20～25天一行，血量减少。末次月经2014年1月24日，带经3天，量少，色淡黯，有血块，腰酸。2014年1月查FSH：18.66mIU/mL，服中药无明显改善，偶有潮热汗出，乏力，有带下，面色暗黄，脱发，二便调。近1年未避孕未孕，爱人精液正常。既往体健。体格检查：舌暗红，苔腻，舌心无苔，脉细弦滑。辅助检查性激素（2014年1月25日）：FSH 18.66mIU/mL，LH 7.39mIU/mL，$E_2$ 3.14pg/mL，T 39.35ng/dL。B超（2014年2月4日）：子宫大小正常，内膜0.6cm，双附件未见异常。

西医诊断：卵巢储备功能下降。

中医诊断：月经先期，不孕症（肾虚肝郁）。

治法：补肾疏肝，活血祛湿。

处方：菟丝子15g，女贞子15g，枳壳10g，扁豆10g，冬瓜皮15g，大腹皮10g，丹参10g，月季花6g，郁金5g，白术10g，茯苓10g。14剂，水煎服。

二诊：2014年3月23日。LMP：2014年3月15日，带经3天，量少，患者主诉服药后，乏力、潮热好转，二便调，带下少量。舌苔白，脉沉滑。

处方：女贞子15g，桑椹子12g，熟地黄10g，川断15g，首乌藤15g，合欢皮10g，丹参10g，月季花6g，百合10g，枳壳10g，白术15g，茯苓12g，生麦芽12g。14剂，水煎服。

三诊：2014 年 5 月 16 日。LMP：2014 年 5 月 10 日，前 BBT 上升 12 天，PMP：2014 年 4 月 12 日。患者近期未服药，易出汗，无潮热，二便调。舌淡暗，脉细弦滑。辅助检查性激素（2014 年 5 月 12 日，月经第 3 天）：FSH 9.26mIU/mL，LH 6.31mIU/mL，$E_2$ 23ng/mL。

处方：浮小麦 12g，旱莲草 12g，首乌 10g，丹参 10g，枳壳 10g，阿胶珠 12g，月季花 6g，生甘草 5g，百合 12g，女贞子 15g，钩藤 10g，桔梗 10g，川芎 5g。

按语：女子阴常不足，首诊中询问患者病史，患者情志不适，肝郁化热，热又伤阴血，故月经量少；热迫血妄行，又肝郁克脾，统摄无权，故致月经先期；肝肾同源，脾虚后天不足，先天失养，肾虚不孕；腰为肾之府，肾虚腰痛；脾虚气血生化乏源，发为血之余，血虚无以濡养，故见脱发；气虚无力推动血液运行，日久生瘀，故经血色淡黯有血块；脾运失健，湿浊内生，故见舌苔厚腻；舌心无苔为阴伤之征，脉弦细滑为肾虚肝郁夹湿之征。故本病病位在肝、脾、肾三脏。病性为本虚标实。首诊时患者肾虚脾虚肝郁为本，湿瘀互结为标，若表邪不去，则滋补之药无法发挥作用，而其滋腻之性反而加重湿瘀之邪，故金哲教授在用药时，以治标为主，以枳壳、扁豆、冬瓜皮、大腹皮等除湿，丹参、月季花、郁金化瘀解郁，白术、茯苓健脾利湿，菟丝子、女贞子则补肾之阴阳以治本。二诊时患者湿邪渐化，方中增加补肾健脾、养血柔肝之品，以治本。

方中生麦芽独具特色，既可健脾消积，又可疏肝理气。《医学衷中参西录》中说："大麦芽，能入脾胃，消化一切饮食积聚，为补助脾胃之辅助品，若与参、术、芪并用，能运化其补益之力，不至胀满，为其性善消化，兼能通利二便，虽为脾胃之药，而实善舒肝气。夫肝主疏泄，为肾行气，为其力能舒肝，善助肝木疏泄以行肾气，故有善于催生。”《本草求原》中也记载：“凡麦……得升之气，达肝以制化脾土，故消导。凡怫郁致成膨胀等证用之甚妙，人知其消谷而不知其疏肝也。”

三诊时患者复查激素水平明显好转，治疗大法不变。方中加入桔梗调畅气机、理气化湿。

桔梗：入肺经，有开宣肺气、化痰之功。而肺朝百脉，主宣发肃降，通调水道，使气血畅达，则郁、瘀尽去，新血得生；同时肺主皮毛，患者面色失润泽、脱发也可从肺而治。本方用桔梗以调畅气机、通调水道，湿邪得以发散。

冬瓜皮：甘凉，归脾、小肠经，利水消肿、清热祛湿；大腹皮辛，微温，入脾、胃、大肠、小肠经，下气宽中、利尿消肿，金哲教授治疗湿邪内困者，常将本品与桔梗合用，理气利湿。

本病案的治疗中，金哲教授除以调整肝、脾、肾的功能为基本治疗原则外，还重视个体化治疗，理气化湿，调畅气机，湿去后滋养之品更易吸收而发挥药效。

## 六、要义点睛

卵巢储备功能下降以肾精亏虚为根本，可以合并肝郁、血瘀、脾虚等证，因患者的年龄偏大，往往需要较长时间的治疗才可见效。治疗过程中需谨守病机，注重患者情绪、心理状态，树立信心，才可收到较好的治疗效果。

# 盆腔炎性疾病后遗症

## 一、概述

盆腔炎性疾病(PID)是妇科常见病、多发病,具有反复发作、病情顽固的特点。PID 后遗症则是 PID 的遗留病变，包括盆腔炎反复发作、慢性盆腔痛、不孕症、异位妊娠等。本病病情迁延反复，严重影响患者正常的生活，影响了患者的生存质量。因本病并发不孕症、异位妊娠、盆腔包块等疾病，属妇科疾病治疗中的一个难题。

## 二、西医诊疗精述

### 1. 病理

盆腔炎性后遗症的主要病理表现是组织的破坏，广泛的粘连、增生，以及瘢痕的形成，出现慢性盆腔痛。输卵管与周围组织的粘连包裹，可形成附件的包块。输卵管伞端的粘连闭锁，造成了输卵管的积水。输卵管通而不畅或输卵管迂曲而影响其正常的蠕动，导致宫外孕的发生。

### 2. 临床表现

盆腔炎性后遗症一般会表现在以下几个方面：

（1）不孕

输卵管粘连阻塞可致不孕。急性盆腔炎性疾病后不孕发生率为 20% ~ 30%。

（2）异位妊娠

盆腔炎性疾病后异位妊娠发生率是正常妇女的 8 ~ 10 倍。

（3）慢性盆腔痛

炎症形成的粘连、瘢痕以及盆腔充血，常引起下腹部坠胀、疼痛及腰骶部酸痛，常在劳累、性交后及月经前后加剧。约 20% 急性盆腔炎发作后遗留慢性盆腔痛。

（4）盆腔炎性疾病反复发作

由于盆腔炎性疾病造成输卵管组织结构破坏，局部防御机能减退，若患者仍有同样的高危因素，可造成盆腔炎的再次感染导致反复发作。有盆腔炎性疾病病史者，约 25% 将再次发作。

**3. 诊断**

根据患者盆腔炎病史，具备慢性盆腔痛、不孕等临床症状，妇科检查发现子宫位置固定，活动欠佳，宫骶韧带触痛，附件增厚，有压痛等，结合超声或 CT、MRI 检查见到附件包块、盆腔积液，并除外盆腔瘀血综合征、子宫内膜异位症、盆腔恶性肿瘤即可诊断。

**4. 治疗**

西医对盆腔炎性疾病后遗症的治疗方法主要有手术治疗、理疗等。此阶段的治疗，除盆腔炎反复发作时可予抗生素治疗，针对盆腔的粘连包裹，可行局部理疗促进粘连的吸收，必要时则行手术治疗分解粘连，甚至切除输卵管。术后仍有再发生粘连的可能，效果不满意。因此，临床上多采用中成药口服及中药栓剂纳肛治疗，包括康妇消炎栓、野菊花栓等。

## 三、中医病机溯源

中医古籍无PID或PID后遗症病名记载。根据急性期发作以发热、腹痛、带下多为临床特征，与古籍论述之“热入血室”“带下病”“产后发热”等病证相似；后遗症期发作以腹痛包块、带下过多、月经失调、痛经、不孕为临床表现，故又属于“癥瘕”“妇人腹痛”“带下病”“痛经”“月经不调”“不孕症”等病证范畴。《诸病源候论·妇人杂病诸候》：“若经水未尽而阴阳，即令妇人血脉挛急，小腹重急支满，胸胁腰背相引，四肢酸楚，饮食不调，结牢恶血不除，月水不时，或月前因生积聚如怀胎状。”《温病条辨》：“热入血室……为邪热陷入，搏结而不行，胸腹少腹，必有牵引作痛拒按者。”以上是中医古籍对类似本病症状的描述。而对类似本病的中医治疗，始见《金匮要略方论》“妇人腹中诸疾痛，当归芍药散主之”“妇人腹中痛，小建中汤主之”之论述。

PID后遗症主要由于PID治疗不及时、不彻底，邪气留恋，与冲任胞脉气血搏结而成瘀；或肝郁气滞，气滞血瘀，久则成癥，瘀阻冲任胞脉，不通则痛。《景岳全书·妇人规》“瘀血留滞作癥……总由动血之时，余血未净，而一有所逆，则留滞日积，而渐已成癥”，描述了类似PID后遗症期的症状及病机。本病缠绵难愈，重伤正气，故临床常见寒热错综、虚实夹杂之证。常见临床证型包括湿热瘀结、气滞血瘀、寒湿瘀滞、肾虚血瘀。

目前盆腔炎性疾病后遗症的中医药治疗思路以多途径综合治疗为主。针对PID及其后遗症的临床治疗难点，制订相应中医药多途径综合治疗方案是本病治疗的基本思路，亦是防治 PID 相关后遗症的关键环节。中医药多途径综合治疗方案，是一种既以口服中药作为整体调摄，又以局部外用中药直达病所，使机体正气盛，邪气除，恢复生理稳态的治疗观念。治疗 PID 后遗症，即以中医辨证治疗为核心，在单独口服中药制剂或采用单一外治方法治疗方案基础上，结合中药外敷、灌肠、离子导入、纳药诸法等综合治疗方案，多途径给药，内外合治。通过多手段、多途径药物干预，期望达到缓解盆腔疼痛，改善盆腔炎性粘连状况，消散盆腔炎性包块，尽量降低不孕症、异位妊娠等 PID 后遗症发生率的治疗目的。

PID 后遗症期，中医治疗以清热利湿、活血祛瘀，或疏肝理气、祛瘀止痛，或温经散寒、祛瘀止痛，或益气补肾、祛瘀通络为常用治法。

常用药：康复消炎栓、野菊花栓等。

## 四、临证思辨

腹痛起为毒邪侵，
久病瘀虚共为邻。
解毒为使通为将，
益气是为药中君。

金哲教授通过准确的辨证、多层次的治疗，使患者消除病痛，恢复正常的生活工作，取得满意的疗效。

### 1. 对盆腔炎性疾病后遗症病因病机的认识

金哲教授认为本病发生主要是由于湿毒、湿热、寒湿之邪内侵所致，急性期若不及时或彻底治愈，或因正气本虚，不能驱邪外出，导致邪气留恋，与冲任胞脉气血搏结而成瘀，不通则痛，发为本病；冲任气血瘀结不通，日久形成癥瘕。因病程日久，冲任受损，重伤正气，邪气留恋入络，故病情缠绵难愈。正所谓“邪之所凑，其气必虚”。金哲教授认为本病的病机以“虚”“瘀”为基本特征，正气虚弱尤以脾肾两虚为主，故常见到患者乏力、精神疲惫、腰酸、尿频、畏寒、劳累、受寒或饮食不节后常使病情反复，多可伴见面色无华、舌质淡暗、脉沉细等气虚之证；“瘀”既是邪气停滞的病理产物，也为疼痛发生、癥瘕形成的主要原因。瘀阻于内，影响气机运行，加之病程日久，患者多焦虑抑郁，故临床本病常兼有肝郁之证，表现为烦躁、抑郁、腹胀痛。因此，本病病机以气虚血瘀、肾虚血瘀为多见，可兼有肝郁、湿热、寒湿，多为寒热错综、虚实夹杂之证。

**2. 治疗经验**

（1）强调扶助正气：治疗本病的中成药多以清热利湿为法，不能顾护正气，因而疗效欠佳。金哲教授根据《黄帝内经》“正气内存，邪不可干”的思想，治疗以扶助正气为大法，通过健脾补肾以增强患者的抵抗力，达到驱邪外出、活血祛瘀止痛的目的。金哲教授常用黄芪、党参健脾益气，提高机体免疫力，同时配合白术、茯苓健脾祛湿，阿胶珠、龙眼肉养血活血。金哲教授还喜用红景天、绞股蓝，经现代药理研究证实，红景天不但具有扶正固本的适应原样作用，而且其免疫作用强于人参，防病和抗衰老的作用强度是已知补益中草药中罕见的。绞股蓝对免疫系统有双向调节作用，同时具有明显的降低血液黏稠度、防止微血栓形成的作用。因此，这两味药既可补虚扶正，又兼有活血通络之功，一物多功。肾虚者多见腰骶酸痛、畏寒尿频，补益肾气，金哲教授多用川断、桑寄生、杜仲、蛇床子，取其既能温肾壮腰，又兼具“活”性，能调血脉、通经络、祛瘀止痛。扶正祛邪，一方面，通过补充由于本病迁延不愈、反复发作对机体正气的损耗，改善虚弱证候；另一方面，可使正气旺盛，抗邪力强，病邪难以侵入，即所谓“正气存内，邪不可干”。常用药物为桑寄生、杜仲、白术、茯苓、赤芍、丹参、鸡血藤、冬瓜皮、金银花、地丁、黄芪等。

（2）祛瘀通络为基本大法：金哲教授强调“血瘀络阻”为本病的基本病理特征，经实验研究证实，盆腔的血瘀微环境是本病的基本病理特点。因此，活血祛瘀、通络止痛消癥为治疗本病的基本大法。常选用当归、鸡血藤、三七、赤芍、三棱活血祛瘀，桑枝、丝瓜络、伸筋草，红藤，忍冬藤、路路通化瘀通络。当归、鸡血藤、三七、赤芍养血活血而不伤正，可以长期使用，《玉楸药解》中提到三七“和营止血，通脉行瘀，行瘀血而敛新血”。血瘀重者合并癥瘕者可酌加三棱，取其破血行气、消积止痛之功。寒湿阻络者，金哲教授喜用桑枝、伸筋草祛风湿、通经络，并加入桂枝温经通络；湿热偏重者则选用丝瓜络、红藤、忍冬藤，这几味药都具有清热解毒、活血通络之功效。药理研究显示，其具有镇痛、抗炎作用。对于久病顽症，金哲教授采用水蛭逐瘀通络。水蛭为吮血之品，能逐瘀破结，其苦能泄结，咸可软坚散结，破血逐瘀之力较猛。《医学衷中参西录》曰：“凡破血之药多伤气分，唯水蛭味咸专入血分，于气分丝毫无损……而瘀血默消于无形，真良药也。”水蛭抗凝作用强于肝素数倍，能加速微循环，增加毛细血管网数和循环能力，改善慢性盆腔痛患者“血瘀”的病理状态而达到止痛目的。

（3）佐以理气、清热、祛湿、温经之法：金哲教授以扶正、祛瘀通络为治疗本病的法则，同时根据邪气的不同而佐以清热、温经、理气、祛湿之法。清热祛湿中药有土茯苓、金银花、连翘，连翘除具有清热解毒作用外，还具有散结的作用，对于合并盆腔炎性包块最为适宜。理气常用延胡索、川楝子疏肝理气止痛，如合并有包块形成则多加入牡蛎、连翘、夏枯草、浙贝母等软坚散结之品。阳虚明显，下腹冷痛者，常以桂枝、乌药、小茴香温经散寒止痛。

（4）多途径给药促进炎症吸收：金哲教授在治疗慢性盆腔痛时，除口服中药以外，还采取多途径给药以促进炎症吸收，通过多年的临床实践，总结了行之有效的综合治疗方法——除口服中药外，配合外治法。PID 后遗症的外治诸法，操作简便、疗程短、不影响患者正常生理功能、副作用小、疗效确切。其包括中药保留灌肠、中药外敷、中药离子导入、中药足浴等。

中药保留灌肠：使药物经肠道在盆腔吸收，药达病所。中药保留灌肠为局部用药，避免了肝脏首过效应，药液通过肠黏膜直接弥散进入盆腔组织，能改善盆腔的血液循环，促进炎症的吸收达到消炎镇痛、减少炎性渗出、抑制结缔组织增生等目的。常用药：蒲公英、地丁、金银花、败酱草、三棱、莪术、丹皮、生黄芪、生甘草等。灌肠治疗方法是将中药浓煎至 100mL，温度为 38 ~ 40℃。治疗时患者左侧卧位，臀部抬高 10cm 以上为宜，插管深度在 10 ~ 20cm，灌肠速度应以 100mL 药液在 20 分钟内滴完为宜，灌肠液在肠道存留时间为 1 小时以上，每日 1 次。经期停用。

中药外敷法具有活血化瘀、改善微循环、促进包块吸收、防止粘连的治疗作用。常用药：败酱草、红藤、丹参、赤芍、乳香、没药、透骨草、苍术、白芷、三棱、莪术、细辛等。方法：将中药装入布袋，加水浸泡 40 ~ 60 分钟，后蒸 40 分钟，温热熨敷小腹部位，每次 40 分钟，每日 1 次。外敷时可配合红外照射保持药物温度，协同促进药物吸收。经期停用。每日 1 次，15 次为一疗程。中药离子导入使中药的药物离子在直流电场的作用下透入皮肤到达病变部位，达到抗炎、止痛、活血通络的治疗作用。常用药有红藤、丹参、赤芍、乳香、没药、红花、三棱、莪术、延胡索、透骨草、苍术、白芷、川芎等。治疗方法为中药加水适量，水煎浓缩至 60 ~ 100mL，煎取药汁后用离子导入仪经皮给药治疗。每日 1 次，每日治疗 30 分钟，经期停用。

总结：金哲教授认为慢性盆腔痛的病机特点为“虚”“瘀”，治疗重视扶正固本增强机体抵抗力，祛瘀通络以改善盆腔瘀血状态，佐以利湿、清热、理气、温经等方法，多途径给药治疗该病，取得了很好的疗效，印证了《黄帝内经》“正气内存，邪不可干”的思想，为慢性盆腔痛的治疗提供了治疗思路及方法。

## 五、验案举隅

**案一：**

解某，32 岁。初诊日期：2015 年 2 月 2 日。

主诉：左下腹痛 2 年余。

患者 2 年前曾因急性下腹痛诊断为急性盆腔炎，经口服抗生素治疗后腹痛明显缓解。之后常于劳累后出现左下腹胀痛，腰酸明显，伴见乏力、小腹冷喜热敷、小便频、大便正常、带下不多、烦躁、经期腹痛。舌淡暗，苔薄，脉沉细。既往有急性盆腔炎病史。妇科检查：子宫大小正常，活动差，无压痛，双附件增厚，有压痛。

西医诊断：盆腔炎性疾病后遗症（慢性盆腔痛）。

中医诊断：妇人腹痛（肾虚血瘀）。

治法：温肾养血，佐以理气疏肝通络。

处方：川断15g，紫石英6g，桑寄生15g，桂枝10g，茯苓15g，当归15g，熟地15g，鸡血藤15g，延胡索10g，川楝子6g，三七6g，益母草15g，乌药6g，香附6g，月季花6g，钩藤12g。20剂，水煎服，并嘱患者将药渣煎汤足浴。

二诊：2015年3月2日。服药20剂后患者左下腹痛减轻，腰酸、腹冷亦减，轻度口苦，仍畏寒、乏力，精神倦怠。LMP：2月20日，痛经较前有所缓解，经期血块仍多。舌淡暗，苔薄黄腻，脉沉细。

处方：黄芪25g，桂枝6g，川断20g，赤芍15g，三七6g，炒蒲黄10g，延胡索10g，川楝子6g，蛇床子3g，丹参15g，泽兰15g，红景天10g，茯苓15g，荔枝核10g，香附10g，桑枝10g，红藤20g，薏苡仁15g。14剂，水煎服，药渣煎汤足浴。

川断30g，桑寄生20g，水蛭6g，土茯苓20g，红藤20g，蛇床子10g，鸡血藤15g，蒲黄20g，莪术20g，延胡索15g，桂枝10g。14剂，浓煎至100mL，保留灌肠。

三诊：2015年3月26日。患者药后腹痛基本缓解，时有腰酸、乏力，纳眠可，二便调。舌淡黯，苔薄腻，脉沉细滑。

继以上方加入杜仲12g，羌活10g，14剂，口服；中药灌肠14剂，巩固治疗。

按语：金哲教授考虑患者病程日久，邪气久居体内，损伤正气，肾气亏虚。气虚无力推动血行，瘀血阻滞冲任，不通则痛，发为下腹疼痛。腰为肾之府，故见腰骶酸痛。肾虚不能温煦冲任，故畏寒、下腹冷。患者心情烦躁，兼有肝郁，故处方以温肾养血，佐以理气疏肝通络为法。方中以川断、紫石英、桑寄生温肾活血，当归、熟地、鸡血藤养血活血，三七、益母草活血化瘀，延胡索、乌药理气止痛，钩藤、月季花、香附佐以疏肝理气，桂枝温经活血止痛，并配合药渣煎汤足浴。一诊后患者左下腹痛明显减轻，痛经亦减轻，经期血块仍多，乏力，舌淡暗，苔薄黄腻，脉沉细。患者病程较长，脉沉细，气虚明显，仍有血瘀，口苦、苔薄黄腻为兼有湿热，但肾虚血瘀仍为本病主证，故处方仍以温肾益气活血、通络止痛为法，佐以薏苡仁、红藤、泽兰清热活血利湿。同时，为加强疗效，又以中药浓煎灌肠治疗，处方立法以温肾活血、通络止痛为主，药物经肠道进入盆腔，直达病所。灌肠方中以水蛭通络止痛，蒲黄、莪术化瘀止痛，佐以桂枝温经活血，鸡血藤通络，改善盆腔瘀血状态。经过治疗，患者腹痛、腰酸明显缓解，再以中药口服、灌肠巩固疗效。治疗中，金哲教授始终以温肾益气，辅助正气为宗旨，以活血通络为大法，佐以养血理气，口服、足浴、灌肠多途径给药治疗，为患者解除长年病痛，取得满意疗效。

**案二：**

李某，31岁。初诊时间：2012年9月24日。

主诉：胎停育清宫术后，时有下腹疼痛半年。

患者2012年3月因胚胎停育行清宫术，一周后复查时宫腔内仍有残留物，行二次清宫术，术后时有下腹疼痛、腰骶酸痛，劳累、熬夜加重。月经规律，末次月经2012年9月16日，色淡黯，有血块，腰酸。前次月经8月13日。

大便黏，形体偏胖。工具避孕。舌淡黯，苔薄白腻，脉沉细。妇科检查：外阴已婚式，阴道畅，宫颈轻糜，子宫后位，常大，活动差，双附件增厚，轻压痛。清洁度Ⅱ度，未见滴霉。B超：左输卵管积水，盆腔积液。

西医诊断：盆腔炎性疾病后遗症。

中医诊断：妇人腹痛（肾虚血瘀）。

处方：桑寄生15g，川断15g，薏苡仁15g，桔梗10g，伸筋草10g，鸡血藤15g，红藤10g，当归15g，川芎6g，延胡索10g，威灵仙10g，生白术15g，桂枝3g，泽兰12g，益母草15g，香附10g。14剂，水煎服。

蒲黄15g，苏木15g，红花15g，桂枝10g，威灵仙15g，忍冬藤15g，茯苓20g，莪术15g，延胡索20g，赤芍20g，荔枝核20g，透骨草50g，蜈蚣2条，丝瓜络12g，川断20g。14剂，外敷。

川断30g，桑寄生20g，水蛭4g，土茯苓20g，红藤20g，蛇床子10g，荷梗15g，丝瓜络20g，鸡矢藤15g，桑枝20g，蒲黄20g，夏枯草20g，莪术20g，延胡索15g，桂枝10g，薏苡仁20g。14剂，浓煎100mL，保留灌肠。

二诊：2012年10月8日。患者药后腹痛略有缓解，时有腰酸、乏力，纳眠可，二便调。舌淡黯，有齿痕，苔薄白润，脉沉细滑。

处方：桑寄生15g，川断15g，藤梨根10g，牛膝10g，冬瓜皮15g，当归15g，白术15g，蒲黄炭10g，桂枝3g，山药15g，白芍15g，首乌藤15g，茜草炭12g，白芷6g。14剂，水煎服。

蒲黄15g，苏木15g，红花15g，桂枝10g，威灵仙

15g，忍冬藤15g，土茯苓20g，莪术15g，延胡索20g，赤芍20g，荔枝核20g，透骨草50g。10剂，外敷。

川断30g，桑寄生20g，水蛭4g，土茯苓20g，红藤20g，蛇床子10g，荷梗15g，丝瓜络20g，鸡矢藤15g，桑枝20g，蒲黄20g，夏枯草20g，莪术20g，延胡索15g，桂枝10g，薏苡仁20g。10剂，浓煎至100mL，保留灌肠。

三诊：2012年10月22日。患者昨日月经来潮，经量略有增多，夹有小血块，无明显腹痛。舌暗，苔薄，脉沉细。

处方：三七粉1.5g，每日两次，冲服。

按语：患者有不良孕史，两次刮宫，损伤冲任肾气。气虚无力推动血液，而瘀血不化，阻滞冲任，此为术后多虚多瘀的特点。瘀阻冲任，不通则痛，发为下腹疼痛。腰为肾之府，肾气不足故见腰骶酸痛。肾虚不能温煦脾土，加之劳倦伤脾，故见乏力、大便黏。患者形体偏胖，加之脾肾气虚，水湿代谢失常，痰湿阻滞冲任胞脉，故B超提示输卵管积水。舌淡黯，苔薄白腻，脉沉细亦属肾虚血瘀，兼有脾虚湿阻之证。金哲教授在治疗时充分考虑本病以脾肾两虚为本，正气不足，兼有湿瘀互结，故治疗以补肾健脾为主，固护正气，佐以化瘀除湿止痛，标本兼顾。桑寄生、川断、生白术健脾补肾，鸡血藤、当归养血活血，川芎、泽兰、益母草、延胡索活血化瘀止痛，引药下行，红藤解毒消痈、活血止痛、祛风除湿，薏苡仁、桔梗清热利湿化痰，威灵仙、桂枝、伸筋草温经通络止痛，香附疏肝理气，气行则血行。配合外敷及保留灌肠补肾活血、消癥散结、利湿通络为主，利用透皮吸收和肠黏膜吸收，局部治疗。二诊时患者腹痛缓解，有腰酸、乏力，脉沉细，为脾肾不足表现，故治疗时增加补肾健脾的药物，由于患者为经前期，减少活血药的应用，防止月经提前，且去掉有毒性的药物，恐患者有妊娠可能。灌肠药中加入鸡矢藤，其味甘、微苦，性平，具有祛风利湿、活血止痛解毒之功效。《本草纲目拾遗》认为鸡矢藤"虚损者杂猪胃煎服。治瘰疬用根煎酒，未破者消，已溃者敛"。金哲教授取其既能补虚，又可活血止痛的功效，一物多用。同时，灌肠方中还加入了蛇床子，蛇床子具有燥湿、祛风、杀虫、温肾壮阳的功效。现代药理研究发现蛇床子有类似性激素样作用，能提高机体的免疫力，促进人体骨髓造血功能，保护肾上腺皮质，因而具有延缓衰老、减轻化疗毒副作用、延年益寿之效，可用于治疗女子宫寒等病症。清代名医陈士铎在其《本草新编》中曾说："蛇床子，功用颇奇，内外俱可施治，而外治尤良。"在盆腔炎的灌肠方中应用蛇床子也是既可温肾，又能除湿。三诊时正值经期，气血变化急骤，胞宫泻而不藏，金老师认为，此时不宜妄动血分药物，恐伤血竭阴，亦不宜补益而恐留瘀，仅用三七粉冲服，活血化瘀、止血止痛。

## 六、要义点睛

PID 后遗症因其病情顽固复杂的特点，属妇科难治病。以扶正祛瘀为治疗大法，为本病的治疗提供了临床思路。治疗过程中佐以清热、祛湿、理气，再以中药灌肠、外敷、足浴等多种外治法综合治疗，调整生活起居，调畅情志，可取得满意疗效。

# 子宫内膜异位症

## 一、概述

子宫内膜异位症（endometriosis，EMs）简称内异症，是指具有生长功能的子宫内膜腺体或间质出现在子宫宫腔被覆内膜及宫体肌层以外其他部位的一种雌激素依赖性疾病。内异症常见的临床症状包括各种类型的盆腔痛（痛经、性交痛、慢性盆腔痛等）和不孕症，尚有复发、局部浸润及转移等类似肿瘤的特性。流行病学调查发现，内异症的总发病率约为10%，其中以25 ~ 35岁最多见。85%的EMs患者承受工作和生活质量降低的问题，19%的EMs患者因盆腔疼痛而无法正常工作，69%的EMs患者忍受盆腔疼痛而继续工作。总而言之，内异症不仅影响女性患者的生活质量，同时也带来经济负担。

## 二、西医诊疗精述

### 1. 病因病理

自1860年Von Rokitansky首次报道子宫内膜异位症以来，有多达10余种病因学说被陆续提出，主要包括月经和生殖因素（月经初潮年龄早、月经周期短、月经经期长等）、个人因素（家族史、身体素质等）、生活习惯（饮食、饮酒、运动、作息时间等）、医源性因素，然而其具体的发病机制仍不明确。目前，体腔上皮化生学说、经血逆流学说和内膜异位种植学说是被广泛接受的三大机制学说，其中 Sampson 提出的经血逆流学说是最受支持的致病假说。经血逆流学说也包括子宫内膜组织种植于腹腔和盆腔这一理论，即具有活性的内膜组织经梯度压力进入腹腔，通过定位、黏附，侵入盆腔结构。

**2. 临床表现**

内异症的临床病理类型分为腹膜型、卵巢型、深部浸润型和其他部位的内异症。其常见的临床表现包括：

（1）疼痛：70% ~ 80% 的 EMs 患者均有不同程度的盆腔疼痛，包括痛经、慢性盆腔痛、性交痛和排便痛。

（2）不孕：约 50% 的 EMs 患者合并不孕。

（3）月经异常。

（4）盆腔包块：特殊部位的内异症则表现为各种症状并常伴有周期性变化，例如：消化道内异症（大便次数增多或便秘、便血、排便痛），泌尿道内异症（尿频、尿痛、腰痛），呼吸道内异症（经期咳血和气胸），瘢痕内异症（剖宫产等手术后腹壁切口瘢痕处结节，经期增大，疼痛加重）。

**3. 诊断标准**

生育期女性有继发性痛经且进行性加重、不孕或慢性盆腔痛，妇科检查扪及与子宫内相连的囊性包块或盆腔内有触痛性结节，即可初步诊断为子宫内膜异位症。但临床上常需要借助超声检查和血清 CA125 测定。腹腔镜检查是国际公认的诊断内异症的最佳方法，目前经腹腔镜检查的盆腔可见病灶和病灶的活组织病理检查是确诊依据，但病理学检查结果阴性并不能排除内异症的诊断。

### 4. 治疗

本病治疗的目的是减灭和消除病灶、缓解并解除疼痛、改善和促进生育、减少和避免复发。治疗的方法主要分为手术治疗、药物治疗、介入治疗。手术治疗根据术式不同分为保守治疗（去除肉眼可见病灶）、半根治性治疗（切除子宫和病灶，保留卵巢）、根治性治疗（切除全子宫、双附件及病灶）以及辅助性手术（子宫神经去除术、骶前神经切除术）。药物治疗常见药物为口服避孕药、高效孕激素、雄激素衍生物、GnRH-α 四大类。研究表明，激素药物治疗能有效控制 EMs 患者的慢性盆腔痛（有效率 80% ~ 90%），但其不能起到根治的作用。只有长期用药（数十年）直至绝经，才能持续抑制疾病，否则一旦停药，体内的在位内膜和异位内膜受到周期性性激素波动的刺激，会逐步修复功能，EMs 慢性盆腔痛会再次复发。同时，长期使用激素药物治疗会给大部分 EMs 患者带来经济负担和安全性问题。腹腔镜保守手术能够改善 70% ~ 80% 患者的疼痛症状和生活质量，但盆腔疼痛的症状多在术后 2 ~ 5 年内复发。因此，寻求有效治疗内异症的中医药方案，具有重要的临床意义。

## 三、中医病机溯源

中医古文献中没有关于内异症的专门记载，但根据其主要临床表现，将其归属为“痛经”“妇人腹痛”“不孕”“癥瘕”等范畴。痛经和妇人腹痛均最早记载于东汉张仲景《金匮要略·妇人杂病脉证并治》“带下，经水不利，少腹满痛，经一月再见者，土瓜根散主之”“妇人腹中诸急痛，当归芍药散主之”。虽然两条文中未明确说明病因病机，但根据“土瓜根散”和“当归芍药散”的主要功效即活血化瘀，以方测证，可认为其主要病机为血瘀。《妇人大全良方》云：“夫妇人腹中瘀血者，由月经痞涩不通，或产后余秽不尽，瘀久不消则变成积聚癥瘕也。”其认为妇人癥瘕积聚多为血行受阻，瘀久不消所致。清代王清任《医林改错》提出“气无形不能结块，结块者必有形之血也，血受寒则凝结成块，血受热则煎熬成块”，其认为血瘀是癥瘕的关键病机。上述描述均和内异症的临床特征相符，是中医学对内异症病因病机的最早描述。

1990年中国中西医结合学会妇产科专业委员会修订内异症中医诊断标准为“血瘀证”。此后，中医各医家对内异症病因病机虽有不同角度的认识和理解，但“血瘀阻络”作为公认的主要病机贯穿始终。

## 四、临证思辨

瘕为瘀滞血为虚，
化瘀通络后聚散。
复旧补益辨年岁，
瘀祛血和疗断续。

**1. 对内异症病名、证治认识**

《证治准绳》云：“血瘕之聚……腰痛不可俯仰……小腹里急痛，深达腰腹……此病令人无子。”其证候同内异症，内异症当属“血瘕”范畴。唐容川《血证论》中指出：“既然是离经之血，虽清血、鲜血，亦是瘀血。”认为异位内膜的脱落、出血等同于中医所谓的“离经之血”，其主要病因为瘀血占据血室，经血不得归经而逆流于胞宫之外，停留于局部，日久不能吸收而成“瘀血”。因此，瘀血为内异症的病理产物，又是致病因素。内异症是慢性病，因病灶长期存在而“久病必瘀”或“久病必虚”，凡能引起冲任、胞宫气血运行不畅或失于濡润的因素，均可导致该病的发生，故认为本病主要病机为“血瘀”，而血瘀的形成和寒热虚实密切相关，临床证型分为气滞血瘀、寒凝血瘀、湿热瘀结、痰瘀互结、肾虚血瘀和气血虚弱。

**2. 组方用药特色**

（1）化瘀为首务，辨证与辨病相结合：治疗应谨守“血瘀”基本病机，本着“实者泻之、结者散之”的原则，以活血化瘀立法。常选用丹参、川芎、当归、三七、益母草以活血化瘀，当归和三七养血活血，祛瘀而不伤正，可长期使用。瘀久积而成癥者，则以三棱、莪术、蜈蚣破血逐瘀；若合并包块者则加生牡蛎、夏枯草、浙贝母、荔枝核以软坚散结。

久病必虚，EMs患者常有乏力、气短懒言、腰膝酸软等正气不足症状，病常累及肾、脾。“气为血之帅，气行则血行”，内异症的瘀结和肾阳不足密切相关，阳气充足能够推动气血运行，故治疗中应强调补肾益气。常选用药物为川断、桑寄生、生杜仲、巴戟天，取其既能温肾，又兼具“动”性而活血，符合本病“虚”和“瘀”的病机特点。

妇人以血为本，但血赖气以行，“气和”则为正气，“气不和”则为邪气，故肝气不舒，脾气急躁，乳房胀痛者，治以理气行滞，常用药物为延胡索、乌药、郁金、香附等。同时应注意血得寒则凝、得温则行、得热则溢，“血以调为补”，故寒凝血脉而形寒肢冷者治以温经散寒，常用药物为桂枝、小茴香、细辛、肉桂；湿热瘀阻而小腹灼痛、口腻纳呆、大便溏而不爽者治以清利湿热，常用药物为金银花、牡丹皮、红藤等。

（2）把握时期，阶段用药：非行经期冲任气血平和，致病因素不足以引起疼痛；而经期前后，血海泄溢，气血由盛实转为骤虚，气血变化急骤，容易受致病因素干扰导致胞宫冲任气血运行不畅或失于温煦而发病。故主张分期治疗。非经期主张以祛邪为主，即化瘀散结，常选用方药为夏枯草、浙贝母、川芎、延胡索、香附等。经期是排除瘀滞的最佳时期，当因势利导，化瘀定痛，使经血通畅，为下一步非经期的治疗提供良好的胞宫环境。但子宫、卵巢为娇脏，尤其是经期，不宜使用大量三棱、莪术等破血逐瘀之品，防止疏泄过度，耗伤气血，常于经期第 3 ~ 5 天口服三七粉 3 ~ 5g/d，以化瘀定痛。对于月经量多或月经淋漓不尽者，进行特殊用药干预，常用药对为茜草炭、侧柏炭，炒炭后两药止血功效增强，寒凉之性减弱，防止寒凝血瘀；还常用蒲黄炭、莲须以收敛止血。

（3）个体化治疗：不同年龄段的内异症患者需求不同，在临床治疗中常分年龄阶段进行个体化治疗。青春期内异症女性多以肾虚血瘀为主要病机，治疗以补肾活血为主，常用方药为淫羊藿、鹿角霜、菟丝子、巴戟天、续断、杜仲、桑寄生等。更年期内异症女性多为血瘀兼肾阴阳两虚，治疗中常在活血化瘀基础上调节阴阳，促进平稳绝经，使绝经后异位内膜的生长受到抑制，失去周期性变化而逐渐萎缩，常用方药为桂枝茯苓丸和六味地黄丸加减。育龄期女性多有生育要求，其主要病机多为虚和瘀，治疗中需要顺应阴阳、调经促孕，即以活血调经种子为大法，兼以调护肝、脾、肾。卵泡期即为阴长期，此期阴血相对亏虚，在活血化瘀药物基础上加用滋阴养血、补血柔肝之品，如女贞子、桑椹、枸杞子、当归、熟地、白芍，以促进阴血充满，为下次月经做好物质准备。排卵期又称氤氲期，进入重阴转阳的过程，在上一阶段基础上加入温阳活血通络的药物，助卵子排出，如桂枝、鸡血藤、丝瓜络、桑枝等。黄体期为阳长期，此期阴血旺盛、阳气充沛，利于受孕，故以健脾补肾为主，忌用活血峻下之品，常用药物为菟丝子、桑寄生、巴戟天、白术、山药、茯苓、山药等。

此外，痛经是内异症患者的常见症状。若痛经剧烈者，一方面选用善于走窜的虫类药物，如蜈蚣、全蝎等入“奇经八脉，达隐曲之所”；另一方面围绕“化瘀散结”，散结喜用荔枝核、连翘、生牡蛎，化瘀善用香附和川芎，不求峻猛，但求缓消癥块。

（4）善于多途径给药：内异症病程长、易反复，可以根据患者情况多途径用药以提高临床疗效。吾常嘱患者将口服中药的药渣用于外敷腹部或足浴，使药物透皮吸收。另外，还可以采用直肠保留灌肠、穴位贴敷、离子导入等，促进局部的气血运行，从而改善盆腔血瘀微环境，常加入大量的透骨草，取其通筋活络、助药物透皮之效。中药的综合疗法适用于内异症不孕、痛经、慢性盆腔痛等情况，尤其是重度内异症患者。

**3. 强调药食同源**

生活方式的调整对子宫内膜异位症的恢复亦为重要，应尽量避免摄入豆制品、蜂蜜、阿胶等富含雌激素的保健品和食物；注意经期卫生，经期以“暖”为主；备孕期间避免熬夜，勿食辛辣或寒凉之品，保持乐观、稳定的情绪。

## 五、验案举隅

高某，女，32岁。初诊：2017年3月22日。

主诉：经行腹痛进行性加重5年余。

患者5年前剖宫产后出现经前及经期腹痛，痛连腰骶，服用止痛片不能缓解，影响正常的工作和生活。平时自感头晕耳鸣、神疲体倦、腰膝酸软，纳可多梦，尿频，大便偏溏，舌质淡黯苔白，脉沉细。月经史：末次月经时间为2017年3月10日，月经量多，色红，有血块，行经7天，现月经第13天。本周期工具避孕，无妊娠计划。辅助检查：①阴式B超：左附件区可见一无回声区，内可见细密样光点，范围为3.9cm×3.8cm。②CA125：40U/L。

西医诊断：子宫内膜异位症。

中医诊断：癥瘕（肾虚血瘀证）。

治法：补肾活血，化瘀通络。

基本处方：川断15g，桑寄生15g，生杜仲10g，夏枯草10g，浙贝母10g，荔枝核10g，三棱10g，丹参15g，川芎6g，蜈蚣2条，延胡索10g，乌药6g，香附10g，益母草15g，鸡血藤15g。共14剂，每日1剂，早晚温服。同时，单开三七粉3g，共3剂，经期第1～3天温水冲服。

二诊：2017年4月15日。已服上方14天。末次月经4月8日，上次月经3月10日，周期29天，今为月经第8天，经血仍淋漓未净。诉痛经较前有所缓解，仍有乏力症状，纳眠可，大便溏，舌脉同前。嘱患者本周期继续避孕，治法以化瘀止血、补益脾肾为主。在上方基础上减蜈蚣、三棱，加茜草炭、莲须以化瘀止血，加生黄芪、白术、茯苓以健脾祛湿。共7剂，每日1剂，早晚服用。同时，单开三七粉3g，共3剂，经期第1～3天温水冲服。

三诊：2017年4月23日。患者诉月经已干净4天，今为月经第16天。有乳房胀痛，乏力症状缓解，纳眠可，二便调，舌淡苔薄白，脉弦细。嘱患者工具避孕，主方为：川断15g，桑寄生15g，生杜仲10g，夏枯草10g，浙贝母10g，荔枝核10g，三棱10g，丹参15g，川芎6g，蜈蚣2条，延胡索10g，川楝子6g，香附10g，益母草15g，鸡血藤15g。每日1剂，早晚服用。

四诊：2017年7月14日。中药调理3个月后，诉经行腹痛明显缓解，现可耐受，无须服用止痛片；月经量较前减少，淋漓不尽症状消失。现患者痛经症状改善，要求调理后妊娠。末次月经7月5日，经量常色红，行经5天，伴轻度痛经，可耐受，今为月经第10天，此期为卵泡期。阴式B超监卵：子宫内膜0.45cm，CDFI：内膜及内膜下未见明显血流信号；左卵巢内可见大小为0.8cm×1.0cm无回声区。卵泡中期子宫内膜偏薄，诊为薄型子宫内膜。治法以滋阴养血兼以活血为主，主方：覆盆子10g，女贞子12g，菟丝子15g，紫河车10g，红芪20g，白术15g，丹参15g，当归6g，川芎6g，三七粉6g，益母草15g，生甘草5g。7剂，每日1剂，早晚服。

五诊：2017年7月17日。今为月经第13天，此期为排卵期，阴式B超监卵：子宫内膜0.6cm，CDFI：内膜及内膜下可见极少量血流信号；左卵巢内可见大小为1.5cm×1.7cm无回声区。尿LH试验：15mIU/mL。治疗以活血通络促排卵为主，上方基础上加滇鸡血藤15g，丝瓜络15g，泽兰10g。4剂，每日1剂，早晚服。

六诊：2017年7月21日。今为月经17天，此期为黄体期，监卵：子宫内膜0.9cm，双卵巢未见卵泡，提示已经排卵。治疗以补肾健脾固冲为主，慎用活血药物，主方为寿胎丸加减。

按语：患者术后为金刃所伤，离经之血蓄积胞宫为瘀血，瘀久则胞宫失养而虚，不荣则痛，故发为经行腹痛。结合患者神疲乏力、腰骶酸软的症状和舌脉，可辨证为肾虚血瘀证。初诊时为非经期，可以补肾活血为大法，川断、桑寄生、杜仲既能补肾又可活血，取其“补”“活”之效；结者多为痰聚，故取生牡蛎、浙贝母、夏枯草以软坚散结。二诊时患者月经淋漓不尽，则选用茜草炭、三七粉、蒲黄炭活血而不留瘀。患者长期服用药物而伤脾胃，故加用四君以健脾益气。四诊时，经“化瘀定痛”治疗3个月经周期后，患者经期腹痛明显改善，故计划妊娠。根据女性阴阳转化的生理特点，采取分阶段用药，强调需要关注子宫内膜容受性，当卵泡中期子宫内膜厚度＜7mm时，诊断为薄型子宫内膜，治疗中需要养血填精、调和阴阳、畅通气血。常用的滋阴药物为熟地黄、覆盆子、女贞子等；同时予黄芪、白术健脾益气，当归、川芎养血活血，杜仲、菟丝子补益肝肾。黄体期予以补肾健脾、固冲安胎，相当于将安胎关口前移，以菟丝子、巴戟天等温肾助阳以充黄体功能，白术、山药、苎麻根以健脾安胎。

## 六、要义点睛

子宫内膜异位症的常见临床表现为“痛症”和“不孕症”，其核心病机为“血瘀”。故临床治疗中常围绕“缓解疼痛”和“种子受孕”展开，应紧抓病因、分期用药。经期需要顾护胞宫，勿妄攻伐；非经期则以“化瘀定痛”为大法，但有妊娠要求者需顺应阴阳，调经促孕。

# 外阴白色病变

## 一、概述

外阴白色病变，古时并无此名，究其病症，与阴疮、阴痒、带下病多相关。外阴白色病变发病百人有一，因其瘙痒难忍，甚则外阴局部干裂，难以同房，使妇人烦怨难受。虽现代已有激素外用、物理治疗、手术治疗三类良法可用，但仅能短期缓解症状，对于干涩症状及复发情况皆无能为力，故仍需权衡，以岐黄之术解除外阴白色病变之苦痛。

## 二、西医诊疗精述

### 1. 病理

外阴白色病变包括外阴慢性单纯性苔藓和外阴硬化性苔藓。

外阴慢性单纯性苔藓：巨检可见皮损为红色或白色斑块，或苔藓样。组织学形态缺乏特异性，主要表现为鳞状上皮表层细胞的角化过度和角化不全，棘层细胞增生，真皮浅层纤维化并伴有不等量炎症细胞浸润。上皮细胞层次排列整齐，极性保持，细胞的大小和核形态、染色均正常。

外阴硬化性苔藓：巨检皮损呈白色。镜下可见表皮变薄、过度角化及黑色素细胞减少，上皮脚变钝或消失；真皮浅层早期水肿，后期胶原纤维化形成均质化带，其下伴带状淋巴细胞浸润；基底层细胞水肿，黑色素细胞减少。少数病例伴有炎症和溃疡。2% ~ 5% 的病例有恶变可能，主要为非 HPV 相关鳞癌。

**2. 临床表现**

外阴慢性单纯性苔藓主要表现为持续瘙痒，主要累及大小阴唇、唇间沟、阴蒂及阴唇后联合等部位，病变可呈对称性分布，也可呈孤立、局灶性分布，早期病变皮肤为粉红色或者暗红色，随着角化过度而呈白色，逐渐表皮增厚、粗糙，有如皮革样隆起，重者因搔抓出现皲裂、溃疡。

外阴硬化性苔藓的瘙痒程度较外阴慢性单纯性苔藓轻，皮损多为群集性瓷白色或象牙白色皮疹或斑块，边界清晰，周围有淡红色水肿区，皮损处触诊时较硬，其典型临床特征是外阴萎缩、皮肤菲薄，重者出现阴道口狭窄，幼女患此病时瘙痒多不明显，会伴有排尿或排便后外阴及肛周不适，至青春期病变多数可自行消失。

**3. 诊断**

根据患者的临床症状及皮损表现，可初步怀疑外阴白色病变的发生，但确诊需取局部组织行病理检查。对免疫类疾病的筛查、遗传性疾病的筛查、阴道及外阴感染的筛查、性激素的检查，能够帮助患者更好地寻找病因，但对于确诊并无帮助。

**4. 治疗**

由于目前并没有治愈外阴白色病变的方法，故治疗目标是缓解临床症状和改善局部组织情况。可使用的方法有药物或手术治疗。

药物治疗：超强效糖皮质激素类膏剂，如丙酸氯倍他索，为治疗首选。但长期连续应用类固醇制剂，可以引起皮肤局部萎缩，容易出现阴蒂增大或毛发增多等不良反应。钙调神经磷酸酶抑制剂类，如他克莫司等，可在糖皮质激素抵抗的患者中使用，但长期安全性未知，可能会增加癌变风险。

手术治疗：主要有超声治疗、局部冷冻、高压氧、激光治疗、红外线治疗、光热治疗等。停止治疗后多易复发。外阴切除术，其术式有：外阴切除合并植皮、外阴根治术、外阴病灶广泛切除、单纯外阴切除术以及外阴神经切除术等。术后复发率高达56%以上，常伴有严重的并发症，如外阴瘢痕挛缩、术后性交痛或继发恶变等，严重影响患者身心健康和生活质量。

因外阴白色病变能够影响性功能，所以对性心理的干预亦为重要。同时应建议避免盆浴，避免外阴直接接触肥皂、洗涤剂、香水，避免刺激外阴诱发或加重病情。

## 三、中医病机溯源

《疡医大全》记载："妇人阴痒，乃肝脾风湿流注，亦有肝火郁结而成。"《医宗金鉴》亦认为："郁热伤损肝脾，气血凝滞，湿热下注，久而虫生所致。"《女科精要》又云："遇事伤损肝肾，肾阴亏而肝火旺，木郁思达，肝经郁滞之火走空窍而下注为痒。"《女科经纶》认为："阴器为肝肾之部，二经虚，则湿热下陷，而生疮矣。"由此可见，本病的发病，多与肝、脾、肾相关。厥阴脉循阴器而络于肝，肝血亏虚，阴户失养，阴部皮肤干燥，或肝经湿热，热毒下注，则外阴痒甚；脾气虚，阴部失荣，血虚生风化燥，久燥化热，疮蚀则生；肾开窍于二阴，肾精不足，精气虚亏，不能荣养外阴，则肌肤干裂瘙痒。此外，外阴白色病变还与心、肺以及冲、任、督三脉息息相关。"诸痛痒疮，皆属于心，痒为心火热"；肺主一身之气，散精微于皮毛，心与肺的异常，均可导致阴痒。古有云“一源三岐”，冲、任、督三脉均起于胞宫，下出会阴。冲脉“与阳明合于宗筋”；任脉“出于会阴，过阴器，以上毛际”；督脉“其络循阴器，合篡间是也”。可见，冲、任、督脉的充养与否，与阴部荣养关系十分密切。

是故肝、脾、肾脏的濡养调和，是外阴润养之基；经络气血的畅通充盈，是外阴条达之根。肝、脾、肾任意脏腑的虚亏与失调，均可导致精血的不足。精血不足，阴户失养，生风化燥，可致外阴萎缩、干枯、变白、增厚或皲裂；经络气血阻滞，郁于脾，则湿困于下；郁于肝，则肝热下注，湿热蕴结，疮蚀外生，瘙痒难忍。

## 四、临证思辨

阴疮为邪痒为风，
脉络空虚复痒盛。
养血祛风解毒邪，
阴户光洁无痒疼。

据《女科经纶》中“阴器为肝肾之部，二经虚，则湿热下陷，而生疮矣”一说，金教授强调外阴白色病变之阴疮以“血虚湿蕴”为多，气血精微无以为继，又逢湿热邪毒侵犯外阴，邪毒聚结，精血未至，即正虚邪实，表现为血虚湿蕴证。治则当以养血祛湿为主，以养血补精血，以祛湿化湿热，血虚湿蕴得消，则外阴荣养如常。

养血为先。血充而脏腑经脉得以荣养，血虚则脉络虚亏，环阴器之脉络亏虚，精亏血衰，血虚生风化燥，表现于外阴，可见瘙痒干涩，甚则皴裂。无论先天亏虚、胎产、情志、房劳等各因素致气血不足，外阴失养，均可致外阴白色病变。血虚之为病，血脱色白，夭然不泽。是故养为先，气血充足，经脉荣养，外阴荣润，瘙痒干涩无存。

养血又重于凉血。血虚生风化燥，与湿热邪毒伤蚀阴器，引起瘙痒难耐，久而皮肤挛急、增厚，致使房事受限。血热则易生风，风生则皮燥，燥则生疮掉屑，风则生痒，其病绵长，其苦难言。是故养血又需凉血，血热消散，瘙痒祛除。

祛湿始于清散。湿毒之为病，浸淫外阴，则外阴瘙痒；湿毒阻于经络，致气血不能达于外阴，局部皮肤失荣。是故湿毒需清散，浊毒得消，正气来复，经络得通，气血得荣，则瘙痒可愈。

祛湿重在利湿。湿性趋下，阻滞胞脉，致外阴局部气机失和，气血失荣。湿邪重浊，其性黏滞，水湿结聚而不消散，浸淫外阴肌肤，则粗糙增厚，瘙痒难耐。故需利湿，一方面畅达经络，气血得布，外阴肌肤得养；另一方面局部湿邪得去，瘙痒可除。

养血，可用当归补血汤之当归、黄芪，《医方考》曰："当归味厚，为阴中之阴，故能养血；而黄芪则味甘补气者也，今黄芪多于当归数倍，而曰补血汤者，有形之血不能自生，生于无形之气故也。"凉血，可用紫草，《本草纲目》云："紫草治斑疹、痘毒，活血凉血。"

解毒以藤梨根、老鹳草、仙鹤草三药常用，《食用本草》云："藤梨其枝叶主治杀虫。"《滇南本草》云："老鹳草祛诸风皮肤发痒，攻散诸疮肿毒。"《履巉岩本草》云："仙鹤草治疮癣。"此外，通络首用川芎，《日华子本草》载："川芎治一切风，一切气，一切劳损，一切血，补五劳，壮筋骨，调众脉，破癥结宿血，养新血，长肉，鼻洪，吐血及溺血，排脓消瘀血。”清利可用薄荷，《药品化义》云：“薄荷气香而利窍，善走肌表，用消浮肿，散肌热，除背痛，引表药入营卫以疏结滞之气。”利湿可选蛇床子，《本草经疏》云：“蛇床子主妇人阴中肿痛，男子阴痿湿痒，除痹气，利关节，恶疮。”止痒可用蝉蜕，《本草纲目》云：“治皮肤疮疡风热，当用蝉蜕。”

## 五、验案举隅

**虚湿杂相互为病，养血祛湿瘙痒除**

王某，女，54岁。初诊：2017年6月26日。

主诉：外阴瘙痒4年，加重1年。

患者4年前无明显诱因出现外阴瘙痒，予阴道栓剂（具体不详）治疗后好转，4年来外阴瘙痒间断发作，近1年发作次数明显增加，瘙痒剧烈难忍，伴外阴色素减退。月经14岁初潮，7/30天，已绝经5年。带下量、色、质、味未见明显异常。纳眠可，大便黏。查体：一般状况尚可，面色少华，精神不振，心肺腹查体未见明显异常。外阴发育尚可，阴毛分布正常，大阴唇、小阴唇可见部分色素缺失。阴道畅，宫颈Ⅰ°糜烂。子宫前位，大小、形态、质地未见明显异常。白带常规示：清洁度Ⅱ°，BV(－)，念珠(－)。舌淡，苔薄黄，脉细。外阴活检病理：部分乳头状增生的鳞状上皮及皮下组织慢性炎症；病理诊断：外阴硬化性苔藓。

西医诊断：外阴白色病变。

中医诊断：阴疮（血虚湿蕴证）。

处方：当归15g，生黄芪30g，藤梨根15g，薄荷6g，川芎 10g，紫草 10g，老鹳草 15g，蝉蜕 10g，蛇床子 10g，仙鹤草 15g。14 剂，水煎坐浴后外洗，每日两次。

二诊：2017 年 7 月 20 日。患者用药外洗后外阴瘙痒明显缓解。纳眠可，二便调。舌淡红，苔薄白，脉细。

处方：当归 15g，生黄芪 30g，藤梨根 15g，冰片 1g，紫草 10g，老鹳草 15g，蝉蜕 10g，蛇床子 10g，仙鹤草 15g。14 剂外洗。水煎坐浴后外洗，每日两次。

三诊：2015 年 8 月 29 日。未诉明显不适。妇科检查：外阴色素减退明显好转，未及明显色素缺失。复查病理提示：表层角化的鳞状上皮组织慢性炎，病理诊断：慢性外阴炎。

处方：上方 14 剂，水煎坐浴后外洗，每日 1 次。

按语：患者外阴瘙痒日久，邪气入络，伤于气血，血虚失荣则外阴色白，化风而痒；湿邪外犯，虚与湿相杂，则瘙痒严重。用药以当归养血，黄芪益气，藤梨根、老鹳草、仙鹤草解毒，薄荷清利，川芎通络，紫草凉血，蝉蜕止痒，蛇床子利湿。显效后，以冰片易薄荷、川芎，效果更佳。

## 六、要义点睛

外阴白色病变，并非完全不可逆，寻找病因，对因治疗不仅为西医专属，找准中医病机亦能够有的放矢。表现与营养不良性皮肤病变相似，故应以“养”为“缓则治本”思路，而单纯补养，患者外阴瘙痒剧烈难忍，又难以依从，故又以解毒止痒为“急则治标”。而本病患者仍有低概率在病变长期刺激下，发生恶变，故选择解毒药物更适宜使用“藤梨根”为君药，不仅能解毒，更可预防恶变。

# 子宫腺肌症

## 一、概述

子宫腺肌症，古时并无此名，但究其病症，与痛经、妇人腹痛、月经量多、癥瘕、无子多有相关。海内妇人，无论长幼，凡受腺肌所困者，五必有一，若年过六七，病侵更甚，受累更多。其症状，无论身腹疼痛，抑或月信有变，皆使妇人心生烦怨，周身不悦。虽有对症止痛、激素替代、有创治疗三类现代良法可用，但因三法均有副作用伴随，故仍需权衡，以岐黄之术解除子宫腺肌症对妇人之耗伤。

## 二、西医诊疗精述

### 1. 病因病理

子宫腺肌症是由子宫内膜侵入子宫肌层引起的一种良性病变。病理上可见异位的腺体和间质向肌层弥漫性侵入>2.5mm，并引起周围平滑肌和纤维结缔组织反应性增生，呈网络状分布，其间散在分布的内膜岛，使子宫呈均匀性增大，肌间常有大小不等的出血囊腔；或是异位内膜侵入子宫肌层后呈局灶性浸润生长，使周围的纤维组织及平滑肌肌束高度增生，形成一局灶性病灶或结节，结节内常有褐色或紫蓝色陈旧出血小囊腔，高倍镜下可伴溶血红细胞和噬铁细胞。

**2. 临床表现**

子宫腺肌症作为异常子宫出血（AUB）和继发性痛经的主要原因，不仅导致慢性盆腔疼痛和月经紊乱，更可降低生育力而致不育。子宫腺肌症的发生根据年龄段的不同，患病率差异较大，平均患病率为 20% ~ 25%，育龄期（< 40 岁）妇女约占 20%，育龄晚期（40 ~ 50 岁）妇女约占 80%。患子宫腺肌症的女性当中，最常见的症状是痛经（15% ~ 30%），约 1/3 的患者无伴随症状。子宫腺肌症对生育力和试管婴儿（IVF）结局有显著影响，机制可能包括患病子宫对精子运输过程的损伤、子宫内膜蠕动障碍、子宫内膜容受性降低。

**3. 诊断**

可依据典型的进行性痛经和月经过多史、妇科检查子宫均匀增大或局限性隆起、质硬且有压痛而作出初步诊断。影像学检查有一定的帮助，主要方法为经阴道超声（TVUS）和磁共振成像（MRI）技术。TVUS 诊断与操作者经验相关，但在临床高度怀疑的患者中具备足够高的诊断准确性。根据 TVUS 和经腹超声检查（TAS）提示的子宫肌层的不均回声、点线状异常回声来诊断子宫腺肌症。MRI 提示子宫弥漫性增大，结合带增厚到 8 ~ 12mm，T2WI 显示子宫的正常解剖形态扭曲或消失，T2WI 显示子宫壁（前壁或后壁）内可见一类似结合带的低信号肿物，与稍高信号的子宫肌层边界不清，可以提示子宫腺肌症。宫腔镜直接观察子宫腔，使用宫腔镜将灌流剂灌入宫腔，借助纤维光源内窥镜，以更详细地了解病变情况。

**4. 治疗**

子宫腺肌症是一种雌激素依赖性病症，使用抗雌激素药物和促性腺激素释放激素激动剂（GnRh-α）等方法能够获得暂时的改善，但根治性方法只有子宫全切术。部分患者由于仍有生育需求，或有保留子宫的意愿，保守治疗更容易被接受。如子宫内膜消融和切除、腹腔镜下切除子宫腺肌症病变腺体和 MRI 引导聚焦超声等微创手术方法。药物治疗的目的是抑制排卵、假绝经，以实现稳定的激素环境。用于治疗子宫内膜异位症的药物通常也能够对子宫腺肌症有暂时性的疗效，包括 GnRH-α、口服避孕药（OC）、孕激素、达那唑，以及选择性孕酮受体调节剂（SPRMs）和芳香酶抑制剂（AIs）。传统医学或替代医学对于子宫腺肌症相关症状的缓解,有独特疗效,方法包括但不限于汉医学、印度阿育吠陀等医学的草药治疗，以及针灸、精油、放血等外治操作方式。

## 三、中医病机溯源

此病多因经脉失于将理，产褥不善调护，内作七情，外感六淫，阴阳劳逸，饮食生冷，遂致营卫不输，新陈干忤，随经败浊，淋露凝滞，为癥为瘕。致其因果，多有气滞、血瘀、正虚、寒、湿、热。《万氏妇人科》云：凡经水将行，腹胀腰痛者，此气滞血实也。《景岳全书》云：“瘀血留滞作癥，惟妇人有之……留滞日积而渐以成癥矣。”而《血证论》云：“带漏虽是水病，而亦有瘀血者，以血阻气滞，因生带浊。”《丹台玉案》云：“妇人患带下者，病在带脉也，虽有赤白，总属肾虚。”《妇人大全良方》云：“夫妇人小腹疼痛者，此由胞络之间夙有风冷，搏于血气，停结小腹，因风虚发动与金相击，故痛也。”《金匮要略》云：“妇人之病，因虚、积冷、结气，为诸经水断绝。至有历年，血寒积结，胞门寒伤，经络凝坚，在下未多，经候不匀，令阴掣痛，少腹恶寒，或引腰脊，下根气街，气冲急痛，此皆带下。”《东垣十书》：“湿热下迫，经漏不止，其色紫黑，如夏月腐肉之臭，中有白带者，脉必弦细，寒作于中。有赤带者，其脉洪数，疾热明矣。必腰痛，或脐下痛。”《医学入门》云：“间有痛者，湿热怫郁，甚则肚腹引痛，妇人服食燥热，性行乖戾，以致肝旺脾亏，而生湿热，热则流通。”故气滞、血瘀、正虚、寒、湿、热犯于妇人，则见疼痛。

## 四、临证思辨

痰瘀结聚生腺肌，
痛甚又见血如沥。
止血止痛止痰湿，
复用养血湿通宜。

《女科执掌》“瘕，气血乖戾，痰涎凝结……所以发作则痛，甚则欲死，皆血之所为也”一说，创立“痰瘀微环境”学说，强调子宫腺肌症之癥瘕以“痰瘀互阻”为多，瘀为痰之将，痰为瘀之母，痰、瘀二邪，相壅相助，导致盆腔微环境紊乱，产生“痰瘀微环境”。治则当利化痰湿以解痰凝，散瘀养血以疏瘀结，痰瘀微环境得以消除，则烦痛消、月信畅，终而癥瘕无处藏匿。

利化痰湿，始于祛除痰凝。带脉提摄子宫，若能水湿健运，则胞宫畅而身健康。子宫内膜腺体侵入肌层，则成腺肌症。无论胎产、房劳、六淫、七情或医疗操作，致使带脉失约，水湿凝聚，化而为痰。痰凝之为病，妨碍气血，夹携死血而成窠囊，聚于胞宫，则胞宫漫肿而痛；痰气行于经络，夹携湿毒而损肾精，耗伤天癸，则胞宫形坏而无子。是故痰凝需化痰，痰凝弥散，窠囊化散，肿痛散于无形；需涤痰，经络通畅，恶浊澄清，湿毒散于无形。

利化痰湿，重在利湿护胞。肾脾为先后天之本，肾精充裕，脾胃健运，水谷精微、气血津液循经运行，胞宫得以润养。贫血、年长则会增加子宫腺肌症的风险。因其若有脾胃运化失调，或肾气开阖失司，水湿离经妄行，湿滞生痰，阻碍气机，经血不摄，胞宫不藏，则见经水过多。湿邪趋下，随邪气下流于胞宫，使冲任二脉气机失和，经血冲行脉外，月信长久不止。湿邪重浊，其性黏滞，水湿结聚而不消散，则成痰也，故痰湿壅滞，相生相助，唯有同时涤痰祛湿，才能化解痰湿。故而护胞需健脾利湿，澄清水源，使胞宫润养；需通达水道，使水湿流畅。

散瘀养血，始于散瘀消癥。冲为血海，任主胞胎，冲任血液通畅，则月信依时而下。肾精充裕，则精气旺盛，气血和合，胞宫可得濡养。子宫内膜肌层界面的微环境改变，致使子宫腺体、间质侵入，形成病变。瘀血积郁，留滞下焦，则不通则痛，留滞胸胁，则烦躁不舒，留滞冲任，则崩漏难止，留滞胞宫，则难育胎孕。瘀血若与痰凝和，邪毒更胜，宗气难免受损。故应以活血治之，以解瘀滞；以通络行之，以散邪气。癥瘕已消，血脉通畅，月信乃能按时，胞宫乃可容物。

散瘀养血，后需养血益精。血为气之母，气为血之帅，冲任气血行于胞宫，冲任血气满盈，天癸生而月信畅。阴精充裕则内膜可生，阳气畅通则血脉通畅；气机调和则氤氲可行，血海充养则易于容物，反之则可生他变。与女性生理状态相关的雌激素，不仅影响了腺肌症的各类症状，也决定了胎孕能否顺利发育。若胞宫损伤、氤氲有变、血脉失荣，祛邪皆需辅以扶正，以求邪去正气生。养血益精，需动静结合，以动活血养血，以静养血生精。旧血下而胞宫复旧，新血生而天癸和畅。

病痰凝者，先予以温化，因其遇寒而凝，得温而行。再予以清利，因其毒瘀遇滋腻则郁，得清利则消。后予以散结，因其痰气遇敛则聚，得散则化。温化，首选乌药，《药品化义》有云："乌药，气雄性温，故快气宣通，疏散凝滞，外解表而理肌，内宽中而顺气……开郁气，中恶腹痛，胸膈胀痛，顿然可减；疏经气，中风四肢不遂，初产血气凝滞，渐次能通。"清利，首选浙贝母，《本草求真》有云："浙贝母，取其开郁散结化痰解毒之功也。"散结，首选夏枯草。《重庆堂随笔》："夏枯草，微辛而甘，故散结之中，兼有和阳养阴之功。"又因其下焦痰凝，宜下利治之，温药常使气机上升，故而三药中，乌药用药轻，浙贝母用药常，夏枯草用药重。

病水湿者，先予以利湿，因其水湿多为水谷所积，需利水渗湿，以排解水湿。再予以燥湿，因其脾胃乃水谷运化之器，需燥湿健脾，以减水湿生成。利湿首推茯苓，《世补斋医书》有云："茯苓一味为治痰主药。痰之本，水也，茯苓可以利水；痰之动，湿也，茯苓又可行湿。"燥湿首推白术，《医学启源》有云："白术除湿益燥，和中益气，温中，去脾胃中湿，除胃热，强脾胃，进饮食，安胎。"两药共用，一利一燥，水湿无处可藏。

病血瘀者，先以通络药行之，其经络通行，诸药循经可行。再以化瘀药攻之，其癥瘕消散，胞宫痛楚可解。后以活血药动之，其血脉畅行，瘀毒随药散去。末以止血药守之，其新血葆满，精神气力乃至。通络药首用川芎，《日华子本草》载："川芎治一切风，一切气，一切劳损，一切血，补五劳，壮筋骨，调众脉，破癥结宿血，养新血，长肉，鼻洪，吐血及溺血，排脓消瘀血。”化瘀药首用生牡蛎，《本草纲目》载：“牡蛎化痰软坚、清热除湿，止心脾气痛，痢下，赤白浊，消疝瘕积块，瘿疾结核。”活血药首用泽兰，《本草纲目》载：“泽兰走血分，故能治水肿，涂痈毒，破瘀血，消癥瘕，而为妇人要药。”止血药首用茜草，《医林纂要》述：“茜草，色赤入血分，泻肝则血藏不瘀，补心则血用而能行，收散则用而不费，故能剂血气之平，止妄行之血而祛瘀通经。”故散血瘀，通、化、活、止，两进两退，使瘀血无能留滞。

病血虚者，宜气血双补，更宜脾肾共益。气行则血行，血生则气生，健脾可理血，益肾可养精。气血双补，需用当归补血汤之当归、黄芪，《医方考》所述：“当归味厚，为阴中之阴，故能养血；而黄芪则味甘，补气者也，今黄芪多于当归数倍，而曰补血汤者，有形之血不能自生，生于无形之气故也。”脾肾共益，需予以续断、香附，《日华子本草》曰：“续断助气，调血脉，补五劳七伤，妇人产前后一切病，胎漏，子宫冷。”《滇南本草》曰：“香附调血中之气，开郁，宽中。”两药共用，名曰“续香”，取其延续香火后代之意。故补气养血，乃增气力，脾肾共益，乃合氤氲。

## 五、验案举隅

### 案一：痰瘀互阻相为病，化痰散瘀症状消

贾某，女，34岁。初诊：2015年3月1日。

主诉：痛经10余年，加重1年。

患者2005年产后开始痛经，伴月经量多。10余年来曾多次在外院就诊，诊断为“子宫腺肌症”，予以止痛药、GnRHα治疗，效果不佳。近1年痛经加重，需口服止痛药，伴月经错后。月经10岁初潮，7/30～40天，末次月经2015年2月9日，量多，色暗红，较多血块，重度痛经。现月经第21天，症见体胖乏力，心烦易怒，纳眠可，大便黏。查体：舌体胖大，质暗，苔黄腻，脉滑，关脉弱。身高160cm，体重90kg，BMI：35.2。双合诊：子宫增大，约孕8周大小。轻度触痛。阴式B超：子宫7.8cm×8.6cm×7.3cm，肌层回声不均，可见点线状强回声。血清CA125：104 U/mL。$G_1P_1$，育有1子，体健。近1年未避孕，未孕。

西医诊断：子宫腺肌症。

中医诊断：痛经（痰瘀互阻证）。

处方：浙贝母10g，夏枯草15g，川芎6g，泽兰10g，茜草10g，茯苓15g，白术15g，生牡蛎15g，当归6g，生黄芪30g，川断15g，乌药6g，香附6g，茵陈10g，生麦芽10g，陈皮6g，10剂，水煎服。另配三七粉3g，5支，每次1.5g，每日两次，仅经期水冲服。

二诊：2015年3月16日。诉服药后痛经明显减轻，末次月经3月11日，经量正常，色鲜红，小血块，轻度痛经，M6。烦怒乏力减轻，大便成形。上方加减。

处方：浙贝母10g，夏枯草15g，川芎6g，泽兰10g，茜草10g，茯苓15g，白术15g，生牡蛎15g，当归6g，生黄芪30g，川断15g，乌药6g，香附6g，神曲10g，21剂，水煎服。

患者2015年4月13日返诊，诉服药后痛经已近消失，末次月经4月9日，量色如常，无血块及痛经，今月经第5

天。情绪稳定，纳眠可，二便调。体重减轻，现已 85kg。

处方：浙贝母 10g，夏枯草 15g，川芎 6g，泽兰 10g，茜草 10g，茯苓 15g，白术 15g，生牡蛎 15g，当归 6g，生黄芪 30g，川断 15g，乌药 6g，香附 6g，14 剂，水煎服。

三诊：2015 年 4 月 27 日。未诉明显不适。复查阴式 B 超：子宫 6.8cm×4.1cm×2.5cm，肌层均匀，血清 CA125：30 U/mL。余未见异常。

处方：上方 10 剂备用，另备三七粉 3g，5 支，每次 1.5g，每日两次，仅经期水冲服。

按语：患者体胖，又伴经信不调，故易生痰瘀。痰瘀相生，则发痛乱。用药以浙贝母化痰，夏枯草散结，川芎通络，泽兰调经，茜草止血，茯苓利湿，白术燥湿，牡蛎软坚，归芪养血，续香复旧，又增以茵陈、麦芽、陈皮，以醒脾和胃，健运后天之本，三七止痛理血，顾及其标。显效后，以神曲助肥满消退，后可诸症皆消。

**案二：痰瘀阻络痛甚吐，散瘀顾急后治本**

程某，女，27 岁。初诊：2014 年 5 月 5 日。

主诉：经行腹痛伴呕吐 4 年，加重 1 月余。

患者 4 年前无明显诱因出现下腹疼痛，痛甚则吐，呕吐物为胃内容物，需肌注止痛药后才可缓解。月经 13 岁初潮，周期 4 ~ 5/28 天，前次月经 2014 年 3 月 31 日，末次月经 2014 年 4 月 28 日。月经量中，色暗红，大量血块，中重度痛经，未服止疼片，月经第 3 天，因痛经剧烈，于外院急诊予复方氨林巴比妥，之后症状缓解，经期呕吐胃内容物，今日月经第 8 天。现纳眠可，二便调，余无不适，已婚，工具避孕，暂无生育要求。查体：舌红，苔薄，脉细滑。余查体未见明显异常。阴式B超：子宫5.3cm×4.6cm×4.1cm，肌层回声不均，可见点线状强回声，子宫腺肌症可能；内膜0.8cm，均。双附件未见明显异常。

西医诊断：子宫腺肌症。

中医诊断：痛经（痰瘀互阻证）。

处方：荔枝核10g，浙贝母10g，夏枯草15g，茯苓15g，白术15g，川芎6g，生牡蛎20g，三棱10g，全蝎6g，当归6g，生黄芪30g，川断15g，香附6g，14剂，水煎服。嘱严格避孕。

二诊：2014年5月22日。诉服药后未见明显异常，今月经第25天，纳眠可，二便调，余无不适，工具避孕，暂无生育要求，舌暗红，苔薄白，脉细滑。CA125 51 U/mL。上方加桂枝6g，赤芍15g，丹皮10g，桃仁6g，14剂，水煎服。经期停药，另配三七粉3g，5支，每次1.5g，每日两次，仅服用3天。月经第五天可继续服药，并嘱避孕。

三诊：2014年6月12日。诉痛经明显好转，仍有轻度阵痛，伴呕吐1次（月经第1天），呕吐胃内容物，月经量中，色暗，血块变小，末次月经5月27日，月经第17天，纳眠可，二便调，工具避孕。舌红苔薄白，脉细滑。辅助检查：性激素（月经第5天）：FSH 7.36mIU/mL，LH 3.9mIU/mL，$E_2$ 39.46pg/mL，P 0.854ng/mL，PRL 279.8μIU/mL，T 60.89ng/dL，TSH 1.22mIU/L。

处方：乌药6g，浙贝母10g，夏枯草15g，川芎6g，蜈蚣1条，桑寄生15g，茯苓15g，白术15g，生牡蛎15g，当归6g，生黄芪30g，川断15g，香附6g，太子参15g，14

剂，水煎服。继续配三七粉 3g×5 支，每次 1.5g，每日两次，仅经期服用，并嘱避孕。

四诊：2014 年 6 月 26 日。自诉痛经较前明显好转，周期 4 ~ 5/28 天，前次月经 2014 年 5 月 27 日，末次月经 2014 年 6 月 25 日，月经量中，色暗红，无血块，腰部酸痛，痛甚如折，今月经第 2 天，无经行呕吐，偶有恶心，纳差，眠可，二便调，工具避孕，暂无妊娠计划，苔薄白，脉细滑。

处方：蛇床子 5g，杜仲 10g，乌药 6g，浙贝母 10g，夏枯草 15g，川芎 6g，蜈蚣 1 条，桑寄生 15g，茯苓 15g，白术 15g，川断 15g，香附 6g，延胡索 10g，神曲 10g，14 剂，水煎服，并嘱避孕。

五诊：2014 年 7 月 17 日。月经周期 4 ~ 5/28 天，前次月经 2014 年 5 月 27 日，末次月经 2014 年 6 月 25 日，今月经第 23 天。晨起时有腹痛，如厕缓解，平素怕冷，吹空调时胃部发硬不适，纳眠可，大便不成形，小便调，工具避孕，舌淡苔白，脉细滑。

处方：蛇床子 5g，乌药 6g，浙贝母 10g，夏枯草 15g，川芎 6g，茯苓 15g，白术 15g，川断 15g，香附 6g，神曲 10g，阿胶珠 15g，白扁豆 10g，生牡蛎 15g，太子参 15g，14 剂，水煎服。继续配三七粉 3g×5 支，每次 1.5g，每日两次，仅经期服用，并嘱避孕。

六诊：2014 年 7 月 31 日。自诉症状好转。周期 4 ~ 5/28 天，前次月经 2014 年 6 月 25 日，末次月经 2014 年 7 月 26 日。月经量中，色暗红，少许血块，轻中度痛经，较前好转，腰痛如折，行经期未呕吐恶心，纳差，现月经第 6 天，晨起腹痛腹泻，纳眠可，二便调，工具避孕，舌红，苔薄白，脉细滑。

处方：伸筋草 10g，桑枝 15g，陈皮 6g，乌药 6g，浙贝母 10g，夏枯草 15g，川芎 6g，茯苓 15g，白术 15g，川断 15g，香附 6g，神曲 10g，阿胶珠 15g，白扁豆 10g，生牡蛎 15g，太子参 15g，14 剂，水煎服，并嘱避孕。

七诊：2014 年 10 月 23 日。自诉痛经及经行呕吐已近消失，周期 4 ~ 5/28 天，前次月经 2014 年 8 月 22 日，末次月经 2014 年 9 月 23 日。月经量中，色暗红，小血块，现月经第 31 日，纳眠可，有口气，二便调，工具避孕，无计划妊娠。苔薄白，脉细滑。阴式 B 超：子宫 4.3cm×4.2cm×3.0cm，肌层均匀，内膜 1.2cm，均，双附件未见明显异常；CA125：21U/mL。

处方：浙贝母 10g，夏枯草 15g，川芎 6g，泽兰 10g，茜草 10g，茯苓 15g，白术 15g，生牡蛎 15g，当归 6g，生黄芪 30g，川断 15g，乌药 6g，香附 6g，茵陈 10g，钩藤 15g，14 剂，水煎服。另配三七粉 3g×5 支，每次 1.5g，每日两次，仅经期服用，并嘱避孕。

按语：患者疼痛甚重，但经信尚准，故急重欲治标，需止痛为先。使用子宫腺肌症经典用方，去乌药，改荔枝核，温经散结；去泽兰，改三棱，破血散癥；去茜草，改全蝎，攻邪散瘕。用药 2 周，必观其有无不适，乃可继用。二诊归来，未诉不适，查舌仍有暗红，故加用桂枝茯苓以增其经期疗效。经期用药，劳烦患者，若无必需，简洁为佳，故只予以三七粉活血止痛。三诊症状俱轻，照理需效不更方，但对于此类患者应切记用药三分毒，故将全蝎改蜈蚣，攻邪通络；荔枝核改回乌药温经散寒；以桑寄生、太子参健脾补肾，缓和虫药毒性，标症已轻，改治其本。四诊诸症又减，但再发新症，腰痛之病，其因有三：寒、虚、滞，故以蛇床子温阳，杜仲补益，延胡索解郁；又配神曲，缓解呕恶。五诊可见患者胃肠已有负担，故去虫药，换为生牡蛎散结止痛；以阿胶珠、白扁豆、太子参，健脾补血。六诊主症已消，次症仍在，故予以伸筋草、桑枝通络止痛；以陈皮健脾消食。而后七诊，已间隔两个月，痛、吐仍未发作，检查亦恢复正常，故予以经典方药预防复发，以茵陈、钩藤兼顾口气，即可。

**案三：痰瘀阻滞碍氤氲，瘀痰即化益天癸**

周某，女，32岁。初诊：2016年5月10日。

主诉：经期腹痛21年，加重2年。患者12岁月经初潮，初潮后月经周期如常，经量中等，伴痛经至今。周期5/28～33天，末次月经2016年4月28日，前次月经2016年3月25日。量少色暗，有小血块，痛经，经期均需服用止痛药，今月经第13天。纳眠可，大便干，3～4日一行，小便调。结婚3年，未避孕未孕半年，现工具避孕，计划妊娠。查体：舌暗红，苔薄白，脉细弦。性激素检查（月经第5天）：FSH 6.96mIU/mL，LH 6.96mIU/mL，$E_2$ 33.82pg/mL，P 0.87ng/mL，PRL 188.8μIU/mL，T 39.15ng/dL；外院B超：子宫前位，正常大小，肌层回声强弱不均，可见点线状强回声，盆腔积液1.3cm。

西医诊断：子宫腺肌症。

中医诊断：痛经（痰瘀互阻证）。

处方：浙贝母10g，夏枯草15g，川芎6g，泽兰10g，茜草10g，茯苓15g，生白术15g，生牡蛎15g，当归15g，生黄芪30g，川断15g，乌药6g，香附6g，全蝎6g，连翘

15g，桂枝6g，鸡血藤15g，绿萼梅10g，14剂，水煎服。经期停药，另配三七粉3g×5支，每次1.5g，每日两次，仅服用3天。月经第五天可继续服药，并嘱避孕。

二诊：2016年5月24日。自诉服药后大便如常，日一行，成形，今日小腹隐痛不适，纳眠可，二便调。舌暗红，苔薄白，脉细滑。辅助检查：CA125 39U/mL。

处方：浙贝母10g，夏枯草15g，川芎6g，泽兰10g，茜草10g，茯苓15g，生白术15g，生牡蛎15g，酒当归10g，生黄芪30g，川断15g，乌药6g，香附6g，连翘15g，桂枝6g，红藤15g，绿萼梅10g，14剂，水煎服。

三诊：2016年6月7日。自诉经期腹痛明显减轻，末次月经2016年6月1日，行经5天，经量较前增多，色红，无血块。纳眠可，二便调。现工具避孕，计划妊娠。舌质暗，苔薄黄，脉细滑。

处方：浙贝母10g，夏枯草15g，川芎6g，泽兰10g，茜草10g，茯苓15g，白术15g，生牡蛎15g，当归10g，生黄芪30g，川断15g，乌药6g，香附6g，全蝎6g，天山雪莲6g，卷柏6g，茵陈6g，14剂，水煎服。

四诊：2016年6月21日。自诉近2～3天大便1次，余未见明显不适，今月经第21天。舌暗红，苔薄白，脉细滑。

处方：浙贝母10g，夏枯草15g，川芎6g，茯苓15g，白术15g，当归10g，生黄芪30g，川断15g，乌药6g，香附6g，全蝎6g，天山雪莲6g，卷柏6g，金银花12g，延胡索10g。7剂，水煎服。

五诊：2016年7月5日。自诉痛经已近消失，经量如常，色红无血块。末次月经2016年7月2日，今月经第4

天。纳眠可，二便调。舌淡，苔薄白，脉细滑。阴式 B 超：子宫 4.5cm × 4.3cm × 3.3cm，肌层均匀，内膜 0.5cm，均匀，双卵巢可见各 6 ～ 7 个窦卵泡，双附件未见其他异常，盆腔积液未见。CA125：30U/mL。

处方：川断 15g，桑寄生 15g，枸杞子 15g，菟丝子 15g，鹿角霜 10g，浙贝母 10g，夏枯草 15g，茯苓 15g，白术 15g，当归 10g，生黄芪 30g，乌药 6g，香附 6g，北沙参 15g，太子参 15g，杜仲 10g，7 剂，水煎服。

六诊：2016 年 7 月 14 日。未诉明显不适，今月经第 13 天，舌淡红，苔薄白，脉细滑。辅助检查：阴式 B 超（月经第 11 天）：子宫同前，内膜 0.7cm，左卵巢内可见 1.4cm × 1.3cm 无回声区；阴式 B 超（月经第 13 天）：子宫同前，内膜 0.9cm，左卵巢内可见 1.6cm × 1.6cm 无回声区。

处方：川断 15g，桑寄生 15g，紫河车 10g，淫羊藿 10g，丝瓜络 15g，滇鸡血藤 15g，桑枝 10g，生麦芽 12g，红景天 15g，丹参 15g，茜草 10g，路路通 10g，杜仲 15g，茯苓 15g，白术 15g，月季花 6g，4 剂，水煎服。

七诊：2016 年 7 月 18 日。未诉明显不适，今月经第 17 天，舌淡红，苔薄白，脉细滑。辅助检查：阴式 B 超（月经第 17 天）：子宫同前，内膜 1.0cm，呈三线征，左卵巢内可见 2.0cm × 2.0cm 无回声区。

处方：菟丝子 15g，女贞子 15g，墨旱莲 10g，覆盆子 10g，白术 15g，茯苓 15g，百合 10g，荷叶 10g，莲须 6g，玉竹 10g，苎麻根 10g，椿根白皮 3g，黄芪 15g，生甘草 5g，14 剂，水煎服。指导同房。

2 个月后面告：已孕，孕检胎心正常。

按语：育龄妇人，患腺肌症者，烦恼尤甚，恐其利化痰湿与散瘀养血之良药尤误伤孕，又惧育卵培胎之药尚无良效。故用药乃更胜用兵，先以攻邪之药祛邪，速战速决，再以补益之药扶正，育卵养膜。患者可有疼痛、积液，故以经典方倍当归、改生白术调理二便，加全蝎、桂枝、鸡血藤破癥、温阳、通络，再用连翘清热解毒，绿萼梅开郁散结。二诊再入红藤增强清热活血功效。三、四诊待腺肌症腹痛减轻，积液消失后，去清热解毒之药，予以天山雪莲、卷柏调理内膜，固护内膜氤氲所需。五诊查其已符氤氲征兆，故减所有妊娠慎、忌之药，桑寄生、枸杞子、菟丝子、鹿角霜、杜仲以补肾填精，育卵培珠；以太子参、北沙参健脾益气，以强身健体。待六诊查卵泡已大，故完全更换为种子方案，予以补肾填精之川断、桑寄生、紫河车、淫羊藿、杜仲，补肾填精；丝瓜络、滇鸡血藤、桑枝、红景天、丹参、路路通，通络以使卵泡破裂，卵子排出；以茜草、茯苓、白术、月季花健脾调经。七诊待卵泡已将排卵，予以常规中药保胎、健黄体治疗，并予以指导同房。后即得孕。

## 六、要义点睛

凡妇科杂病，均可以“天时地利人和”依法调之。其“天”者，天癸也。腺肌症与天癸密切相连，调天癸，腺肌症可同步而改善。其“时”者，周期也。月信周期、用药周期，相辅相成，切记因势利导。其“地”者，宫膜也，宫膜荣养，胚胎乃受；宫膜失养，癥瘕丛生。其“利”者，精神舒畅也，故言语慰藉以舒，用药开郁以畅，妇人心平气和。其“人和”乃用药、同房指导，阴阳和合，乃可有子。与君共飨。